症例①　41 歳女性

貧血低血圧型

8 ページ～参照

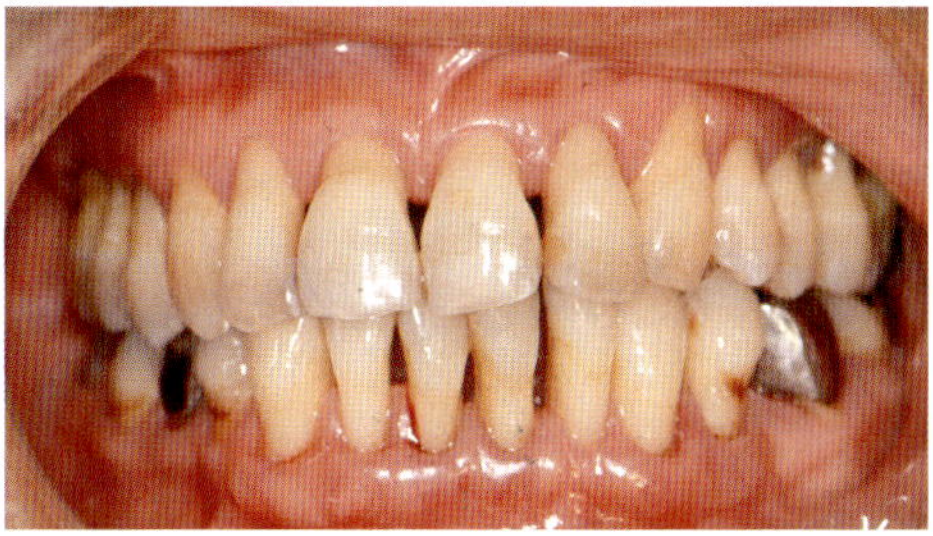

写真①：初診時。41 歳、女性。炎症も少なく外見はきれいだが、②のX線写真で見るように激しく歯槽骨吸収は進行している。物も咬めないほど、全歯が動揺している。いわゆる難治性歯周病と呼ばれた内の一つで、貧血低血圧型歯周病（丸
。従来法で治療しても治らず、進行していく

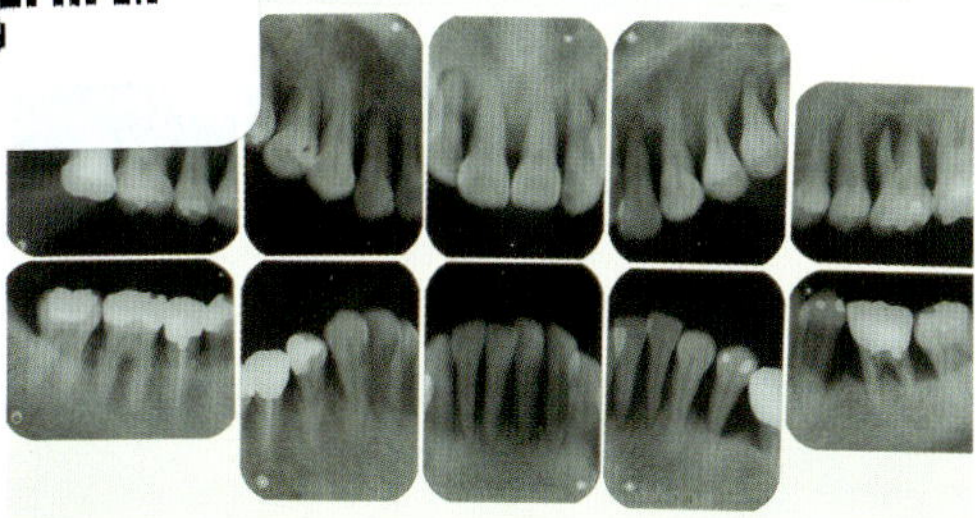

写真②：初診時のX線写真。歯肉外見から想像できないほど、歯槽骨は消失している。特に

654　21|12　56
21|12 で根尖までほぼ完全に骨は消失している。このタイプでは免疫力が低下しているため、無抵抗に骨が溶けていく

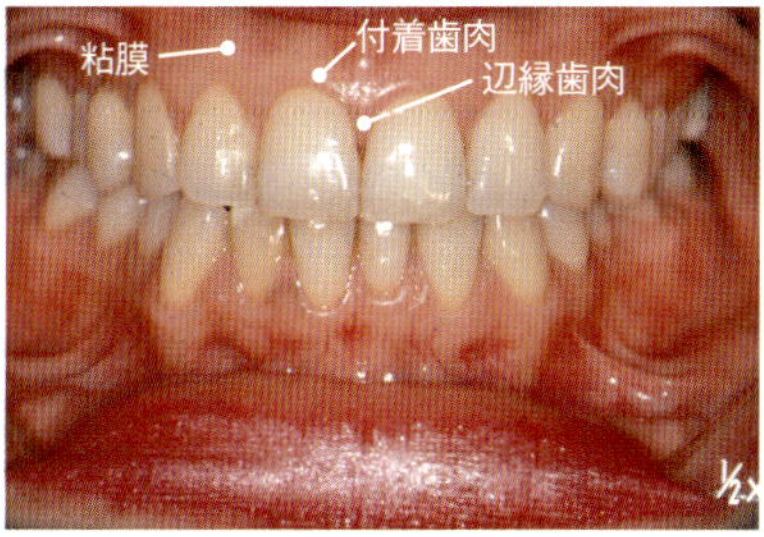

写真④：これが健康的な歯肉の例（35 歳・女性）。全体に透明感のある美しいピンク。辺縁歯肉、付着歯肉、粘膜が明らかに区別できる

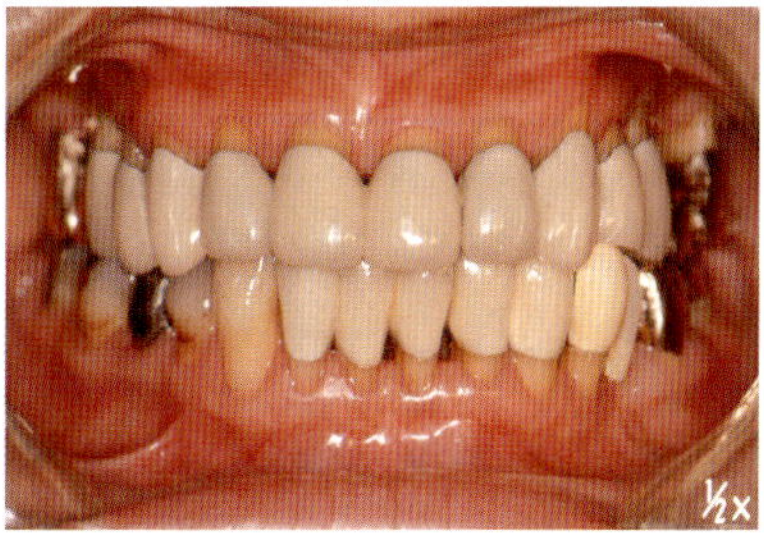

写真③：治療終了後 4 年 5 か月後。1 本だけ抜歯したが、あとはしっかり咬めるまで回復。体質的に弱々しいが、歯肉は硬くひき締まり、付着歯肉が現れてきた。食生活を改善した効果で、体力充実し、歯肉や口唇の色調も濃いピンクになった

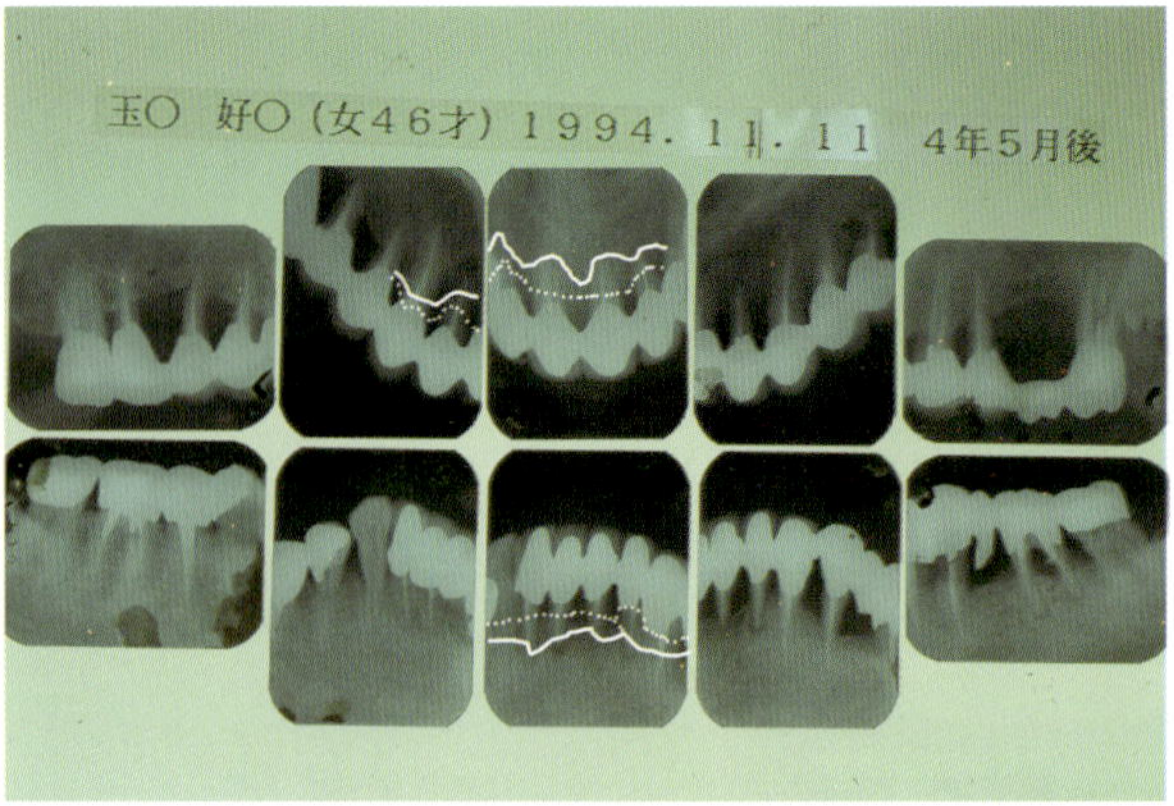

写真⑤：４年５か月後のＸ線写真。初診の写真②に比べ点線から実線まで骨が回復した。貧血低血圧型の人は骨が回復しにくいが、食事改善、体力向上によって、ここまで回復する。根管充填も全て根尖までピッタリ入っている点も注目して欲しい（根の中心に白く映っている部分）

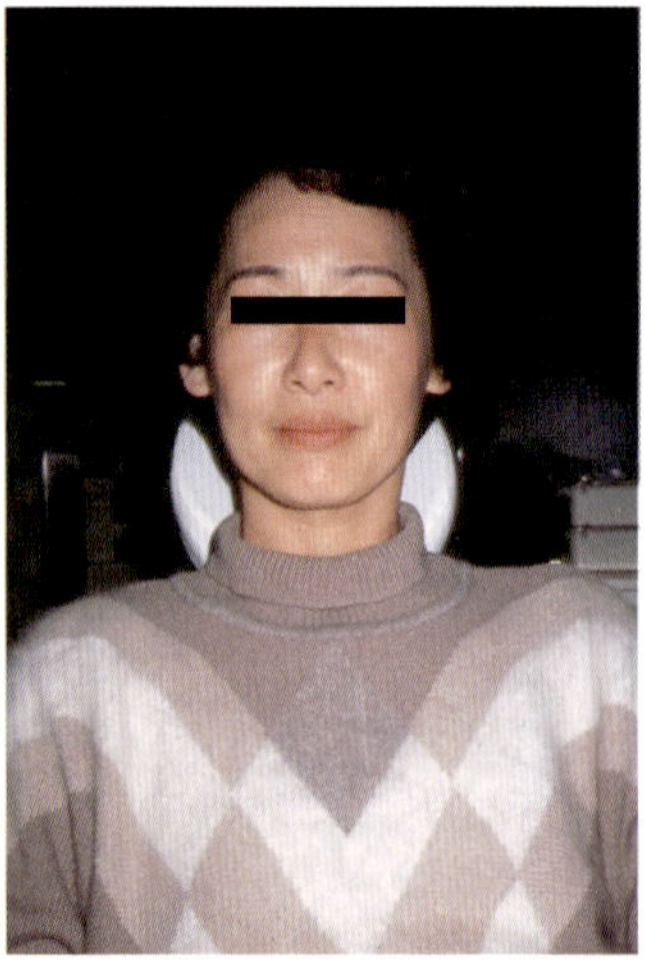

写真⑦：４年５か月後の顔。肉付きが良くなり、艶も良く、笑顔になった。家事もやっとで、寝てばかりいたのが、元気になり働きはじめた

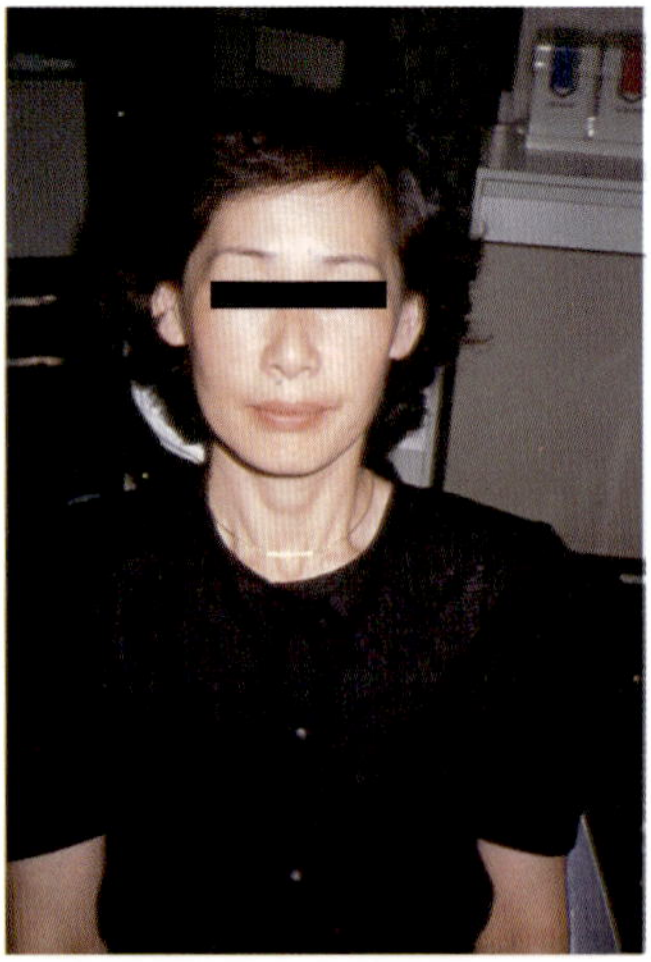

写真⑥：初診時の顔。顔も首も痩せ、やっと生きている様子

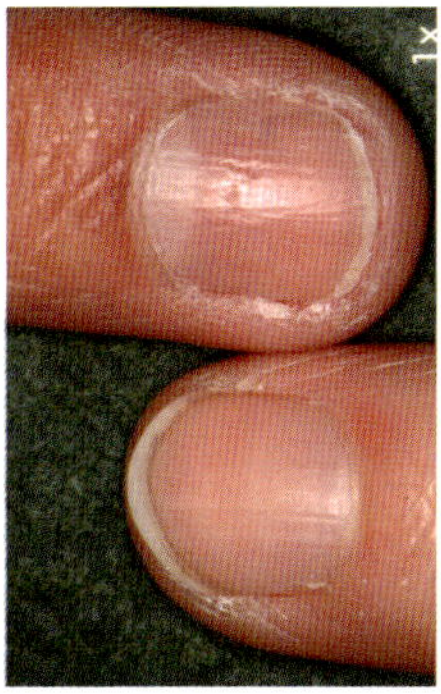

写真⑧：初診時の爪（下）。半月がなくシワがあるのは成長力が乏しいサイン。当院女子スタッフ（上）に比べて白っぽい

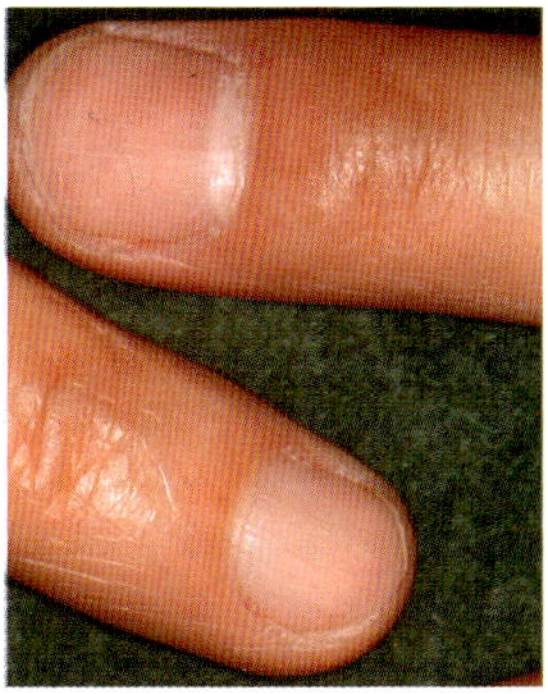

写真⑨：4年5か月後の爪（下）。半月も少し現れ、シワは改善し、ピンクもかなり濃くなった。生命力はこのように向上する

ブータン山村の歯と体と食

本文 23 ページ〜参照

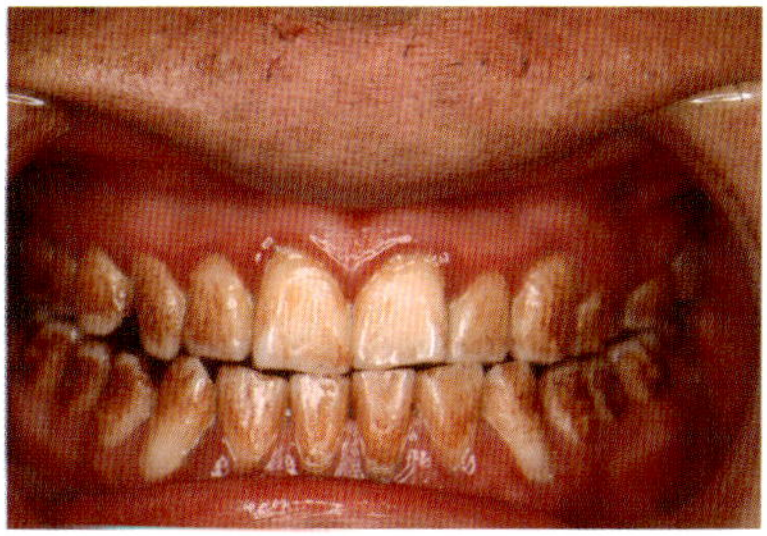

写真⑩a：ブータン、山村の 33 歳男性の口腔。ドマという、ビンロウジュの実と石灰をキンマの葉で巻いて咬む咬みタバコのようなものの色素で着色しているが、辺縁歯肉、付着歯肉、粘膜が明瞭に区別できる。丈夫な歯肉

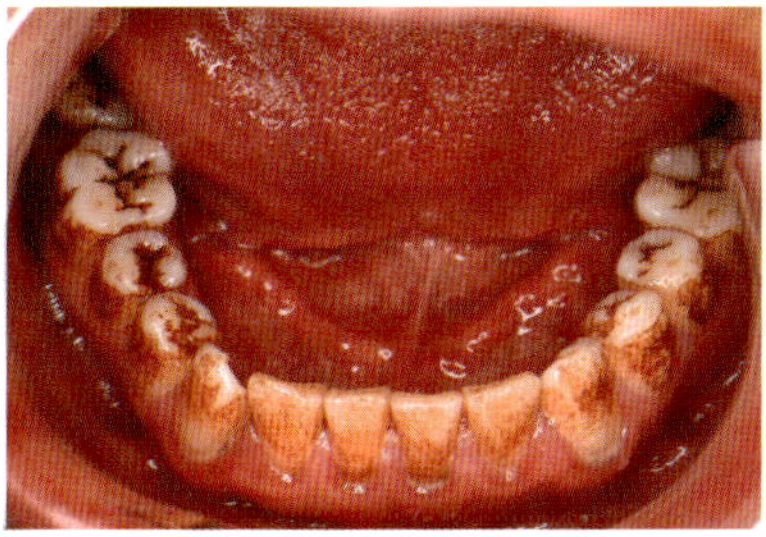

写真⑩b：同男性の下顎。幅の広いU字型で、安定した咬合が得られる。大臼歯も直立し、咬耗している。硬い物を咬んでいるとこのように直立し、咬耗が生じる。ムシバ、歯周病もない

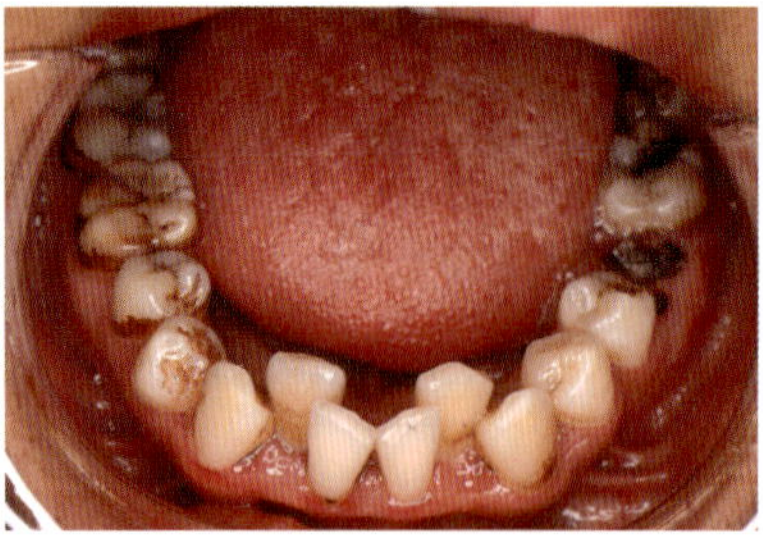

写真⑫：ブータンの首都、ティンプーの女性 43 歳の下顎。歯肉炎がひどく、クラウディング（乱杭歯）で、歯列弓の幅も狭まっている。歯肉、舌の暗赤色に注目。現代食流入により、急速に荒廃している

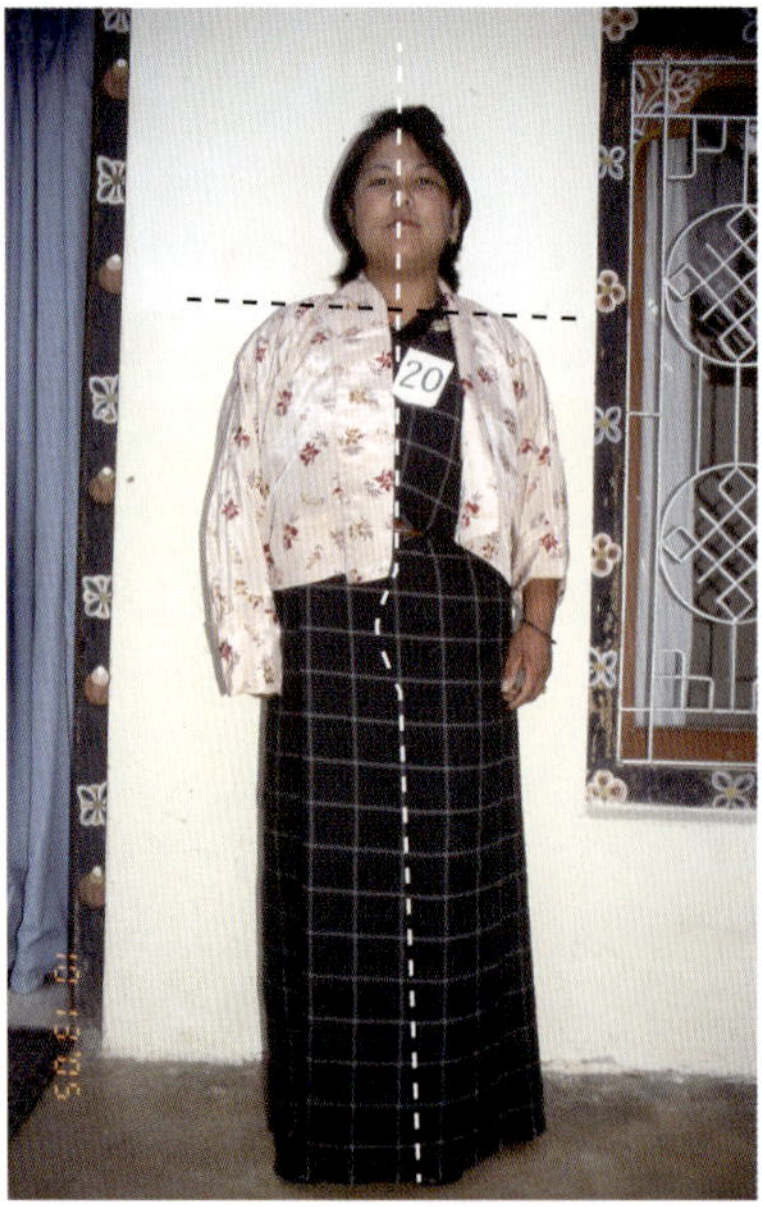

写真⑬：咬み合わせにずれがあると体の重心が狂い、姿勢が歪む。これが側弯症の本態。この女性は左頬がふくらみ、左肩が下がり、首右傾斜で胴、腰も弯曲している。この結果、肩コリ等が出現する（点線）

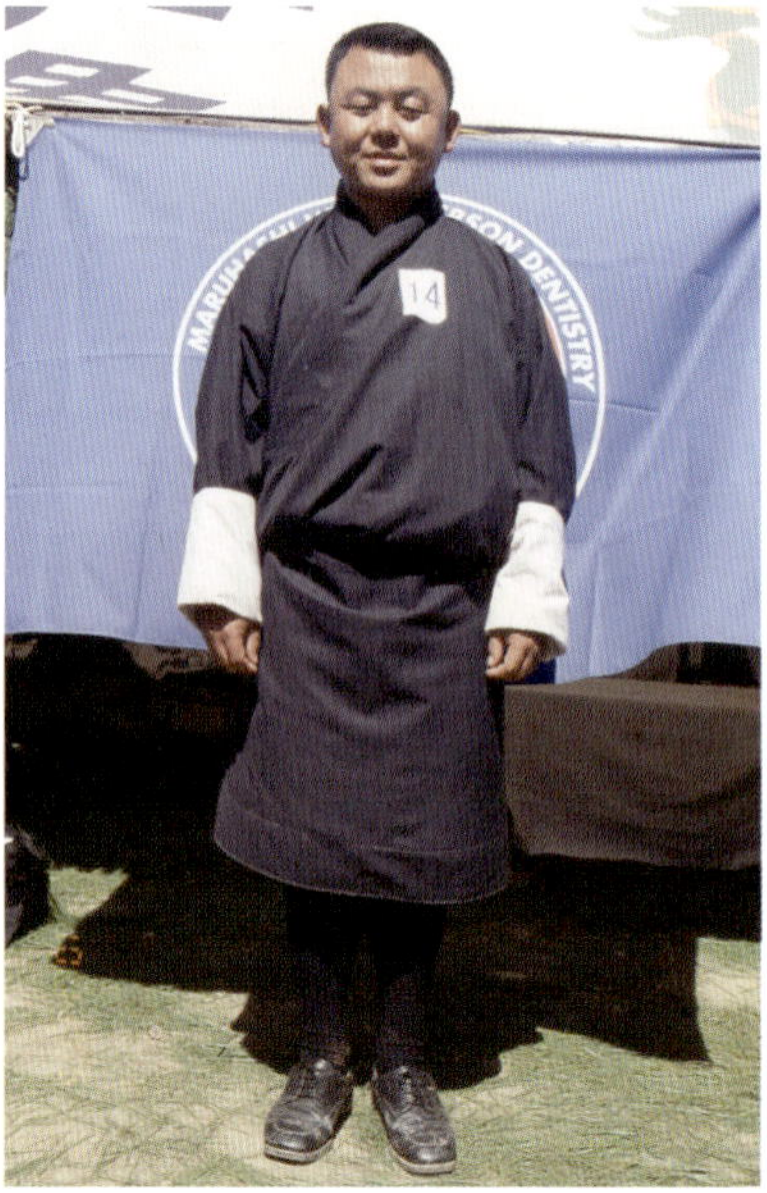

写真⑪：顔と姿勢。モンゴロイドの特徴で幅広、扁平な顔で、下顎角（アゴ）も張っている。顔は明るく、色艶良好。姿勢も正しく、肩は水平、首は垂直で、側弯がない。着ている着物が男性用のゴ。伝統が重んじられている

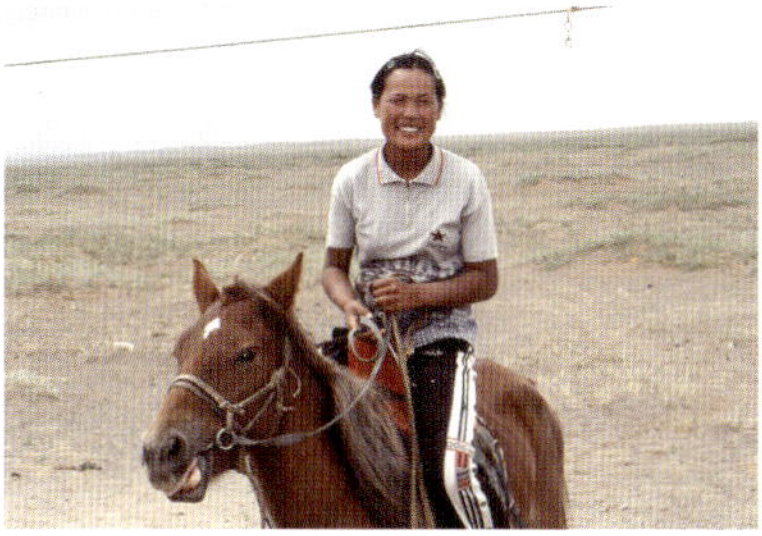

写真⑮：少女は草原を風のように馬で走ってきて、調査に協力してくれた。顔も腕も肌はひき締り、艶が良い。顔も体も歪みがない。この大地で獲れるもの、つまり家畜だけを食べている。水が乏しいのでブラッシングもしない

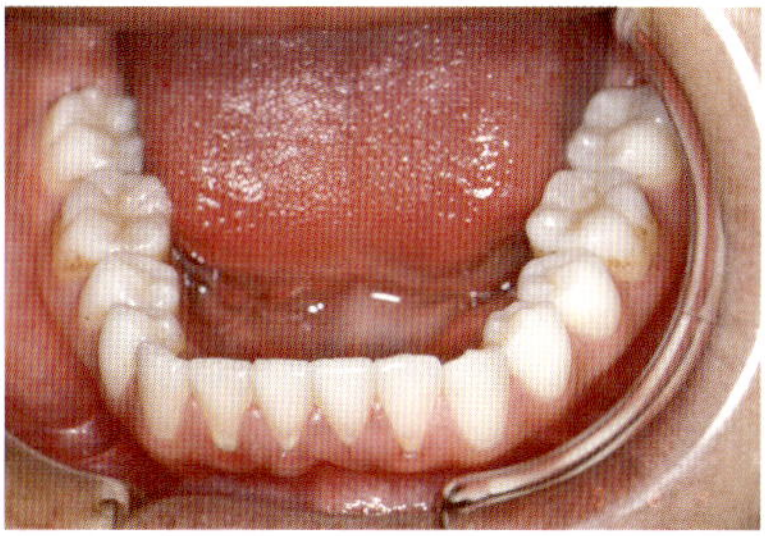

写真⑭:モンゴル、南ゴビ半砂漠の遊牧民の少女、15 歳。歯列弓は大きく、臼歯は直立し、この年令でも咬耗がある。良く咬むと歯は直立し、萌出丈も十分になる。歯肉、舌等の美しいピンクに注目。これが自然で健康な色調

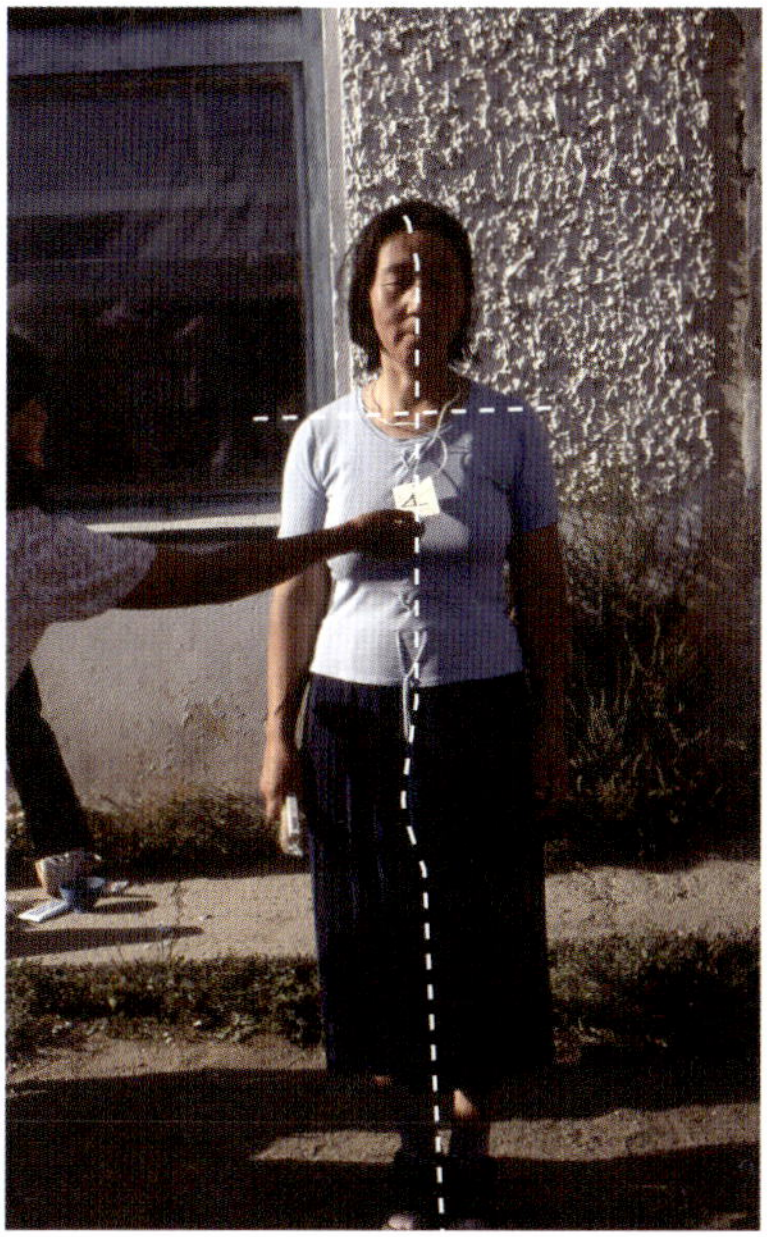

写真⑱：歯列が崩れると姿勢がこのように歪む。咬み合わせが狂うと頭の重心が偏位し、頭の重心が正中からずれる。5kgもある頭の傾きを補正して、体が倒れるのを防ぐ防御姿勢として、体が点線の如く側弯する

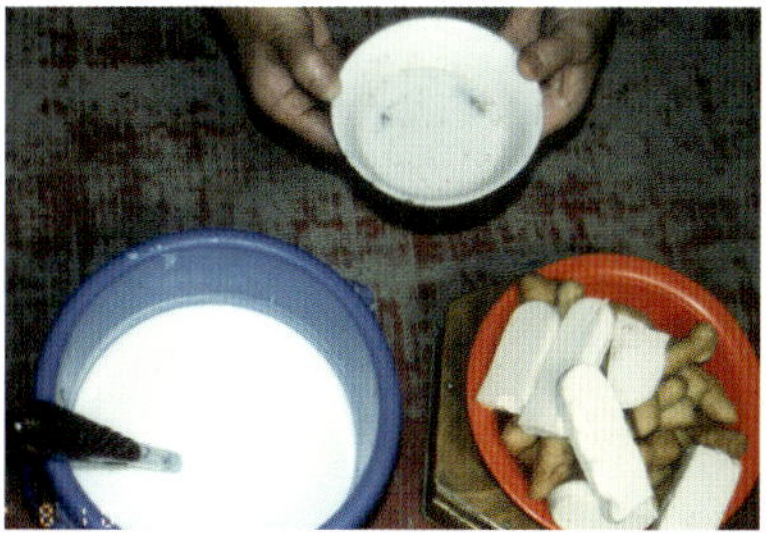

写真⑯：遊牧民は来客を歓待してくれる。ゲルと呼ぶテントでご馳走になった、彼らの常食。チーズと馬乳酒。石のように硬いチーズや干し肉もある

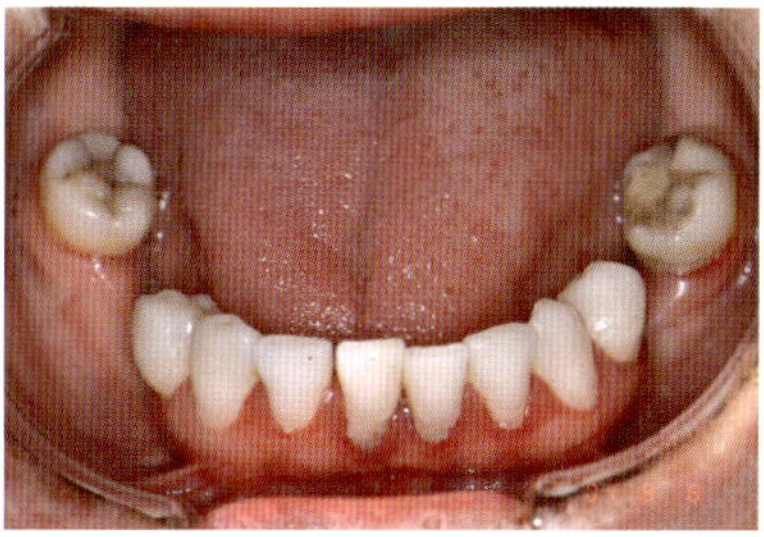

写真⑰：モンゴル、ウランバートルの女性、37 歳の下顎。臼歯 4 本欠損し、ムシバ、歯肉炎がある。歯肉、舌の暗い色調に注目し、写真⑭と比較して欲しい。近年民主化し、加工食品がどっと入ってきて、この結果となった

人類学が明らかにしている法則

本文 28 ページ～参照

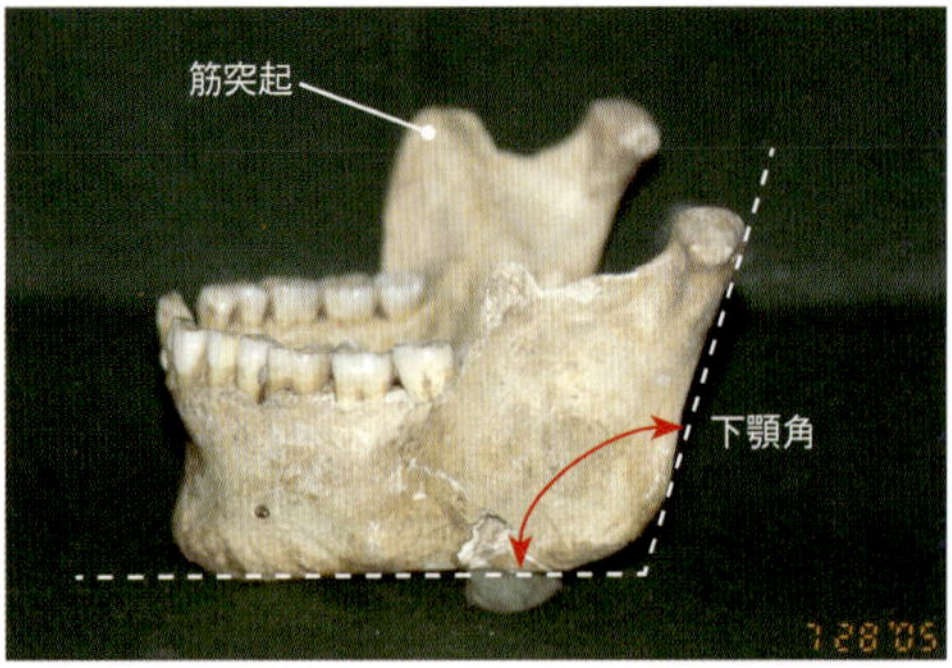

写真⑲：縄文時代人の下顎骨。姥山貝塚出土。歯槽骨吸収がなく、歯根は全て骨に埋まっている。歯列弓と、それを支える下顎骨が大きく、厚いのに注目。下顎角は 90 度に近く、筋肉が付着する筋突起も大きい。硬い物を咬んでいるとこのように発達する
東京大学総合研究博物館所蔵

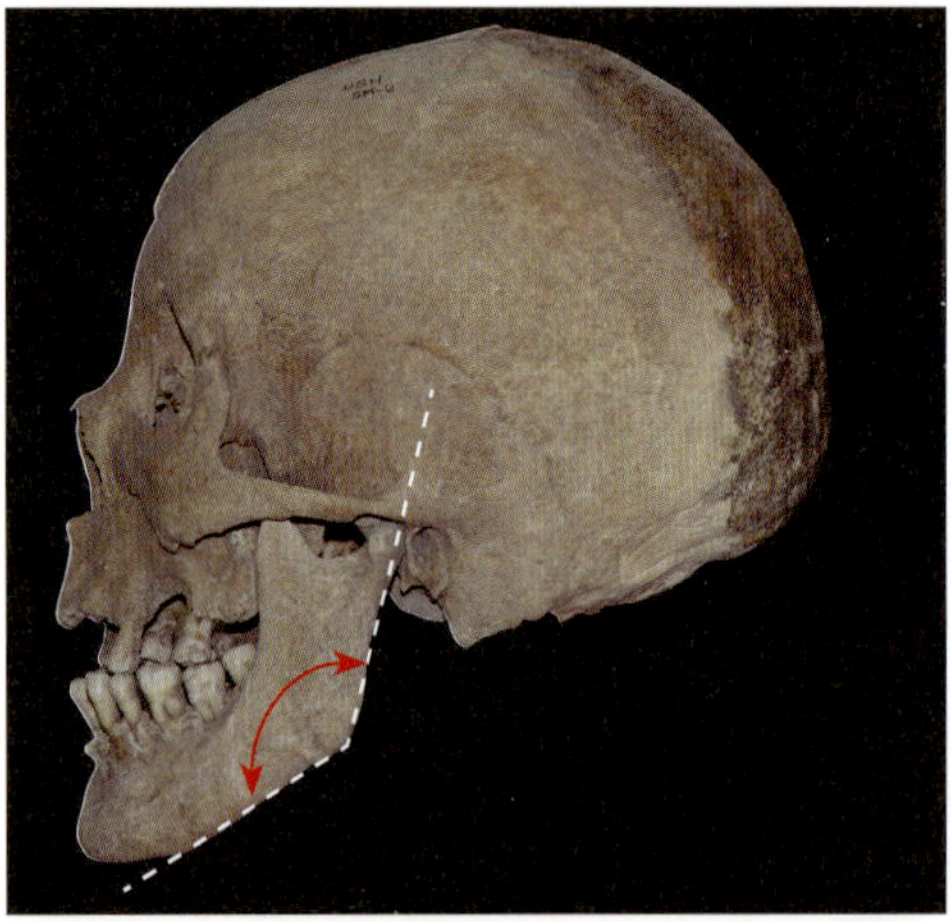

写真⑳：弥生時代人。長野県砂原遺跡出土。歯周病による歯槽骨吸収が水平的に進んでいて、歯根が露出している。下顎骨も細くなり、下顎角も大きく開いている
京都大学名誉教授、元京都大学霊長類研究所長、茂原信生先生提供

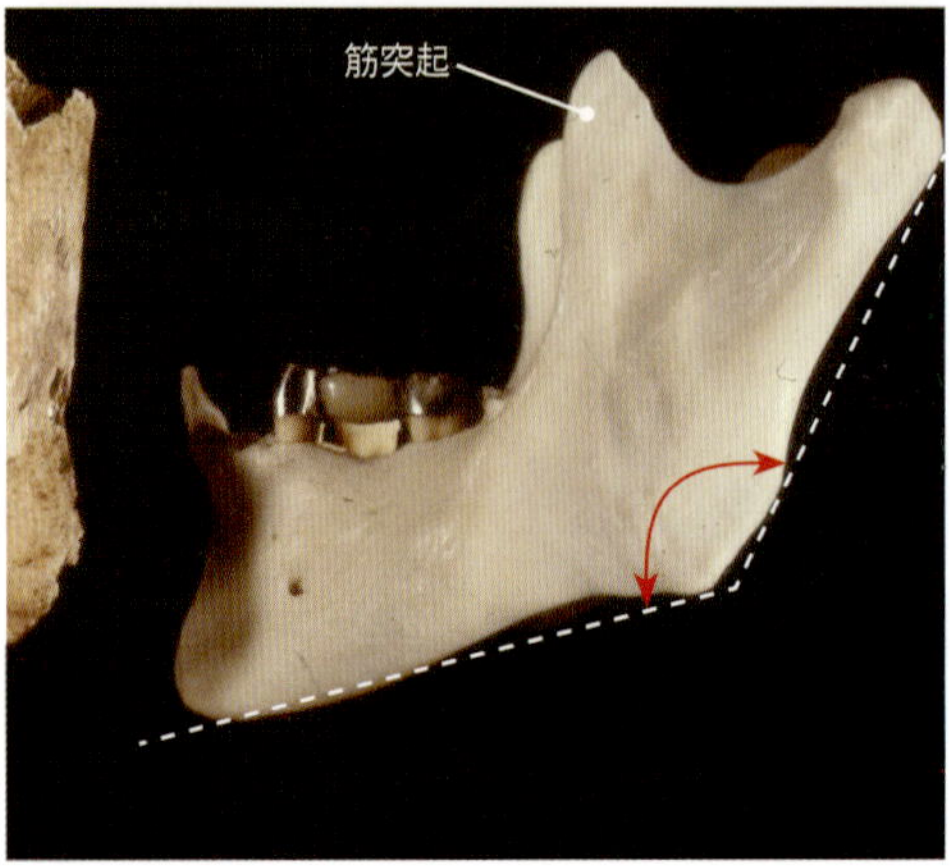

写真㉑：現代人下顎骨。歯槽骨吸収により歯根露出している。全体的に痩せて細く、下顎角も開いている。筋突起も細く、尖っている
独協医大医学部所蔵

症例② 51歳男性

本文31ページ～参照

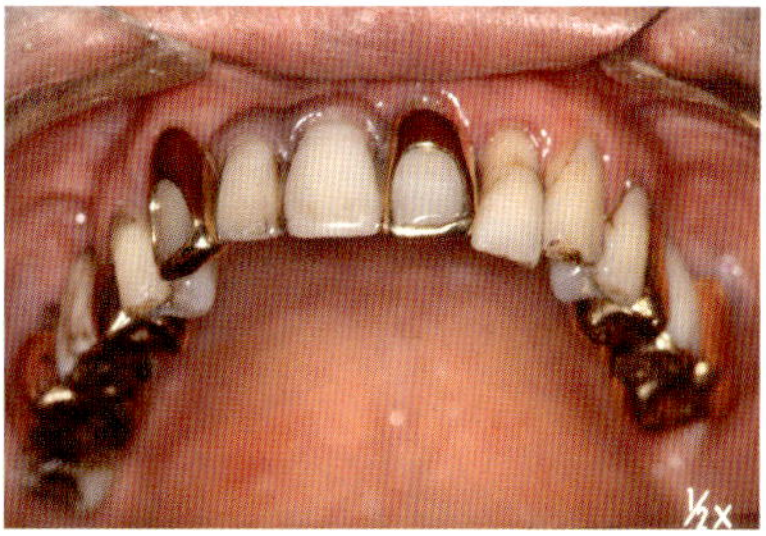

写真㉒：現代食型歯周病例。51歳男性、Bさん。歯肉、口蓋全体が暗赤色なのが特徴。いわゆる難治性歯周病の一つで、従来法では治らない

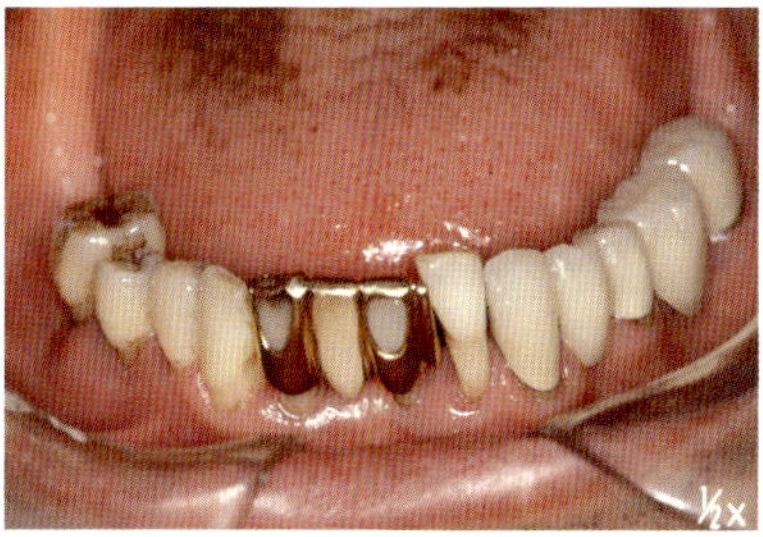

写真㉓：同下顎と舌。左下（向かって右）奥はセラミックの高価なブリッジが入っているが、低く凹み、これにより下顎が左奥に引きずり込まれて、重心が左に移行する。左半身の不具合が起き、特にBさんは心臓に悪影響となる。舌表面に黒い舌苔が生じている点に注目。ガン、糖尿病になりやすい体質の危険信号

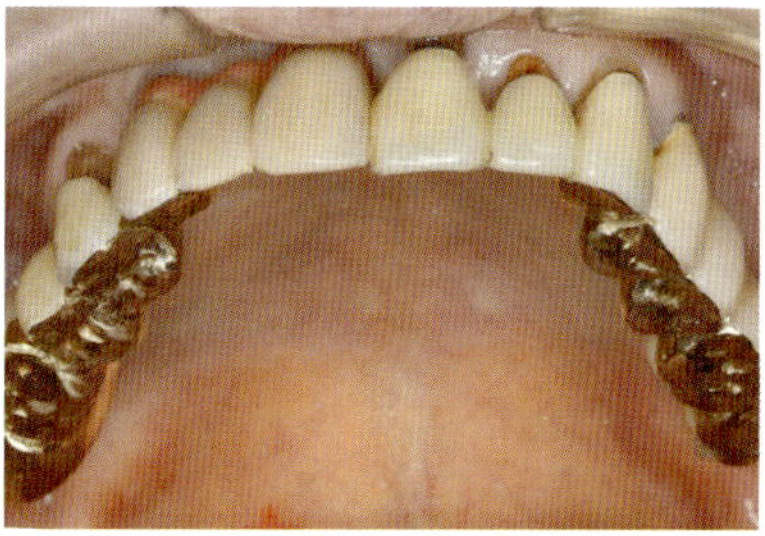

写真㉔：Bさん22年後。上顎。歯肉、口蓋も透明感のあるピンクになった。咬み合わせも絶妙に調整してあるので、咬みやすく、自律神経も調和し、体調も良くなった

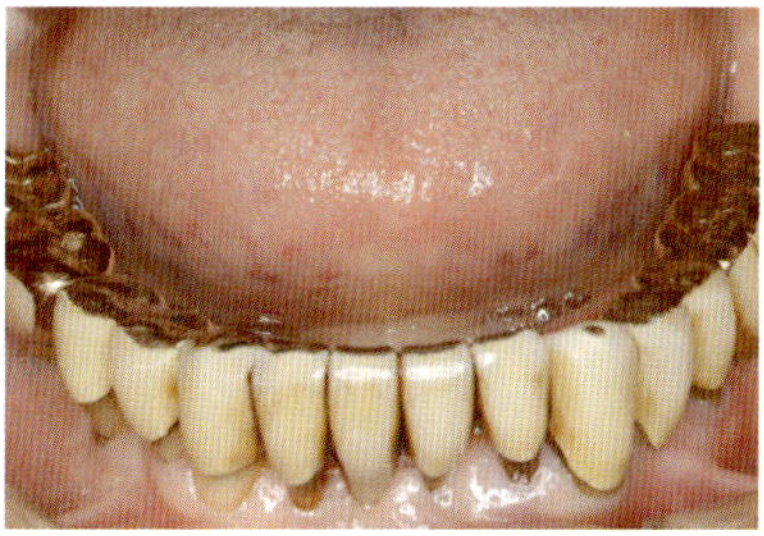

写真㉕：同下顎。歯肉、舌が美しいピンクになった。舌の表面にあった黒い舌苔が消えたのは体質が病みたい体から生きたい体に変わったサインで、危険を脱した証拠。Bさんの理解という妙薬の賜物。左下が低かった咬合平面も平らになり、心臓に負担がかからないように設計してある

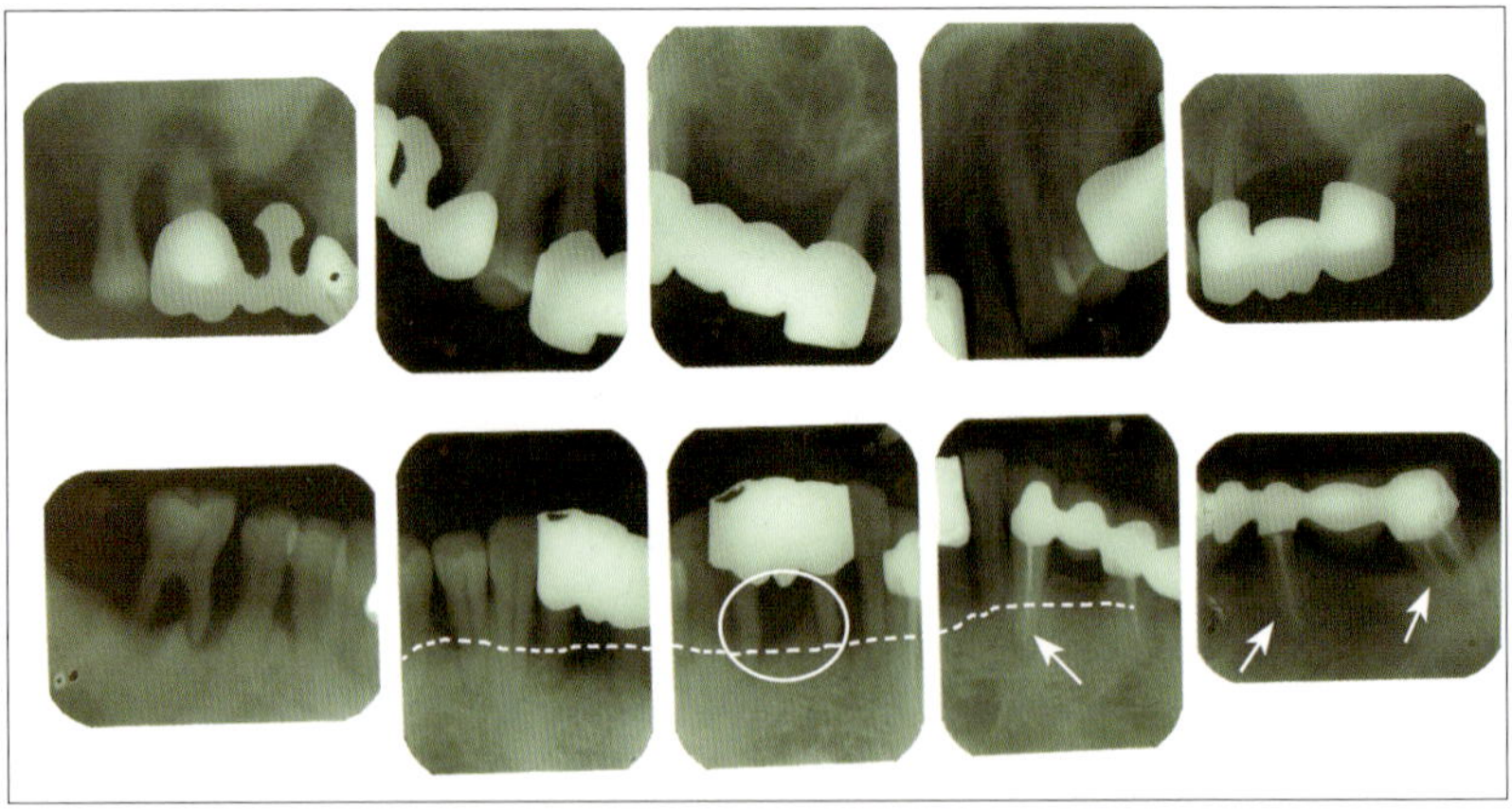

写真㉖：Bさんの初診時X線写真。白い部分が骨、黒い部分は骨が消失。各部位から排膿し、歯はグラグラ。現代食型は全体的に骨吸収が進む。治療も悪く、根管治療（矢印）さえ極めて不良。点線まで骨が消失

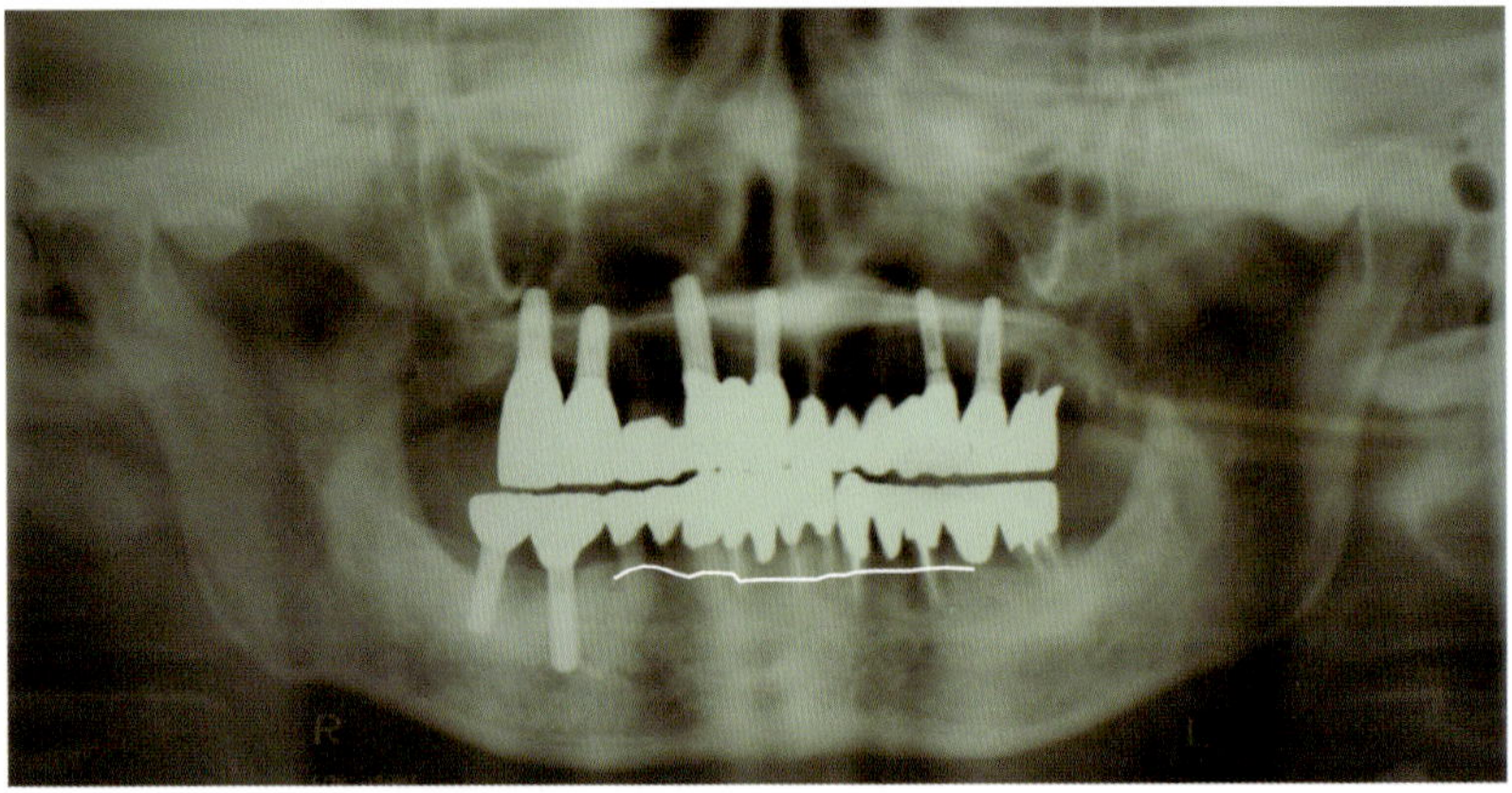

写真㉗：22年後のX線写真。インプラント8本で咬合圧を受け、咬合バランスも絶妙に整え、弱った残存歯を助けている。根管充填も全て根尖まで届いている。食事改善と咬合バランスにより、全身も歯も骨も元気になった。これが全人的治癒。実線まで骨が回復

全人歯科医学からの伝言

歪んだ車体で、車が快調に走らないことは誰でも知っています。しかし人間は自身のことには気付きにくいようです。体や精神の具合がいつも悪いのに、その原因を知らない人が多いのです。原因が不明だから不定愁訴等と呼び、原因を考えようともしません。しかし原因のない結果はありません。病気や不調にも必ず因果があるのです。

私の観察によれば、人間の不調には主に三つの大きな原因があります。第一の、最大の原因は体の歪みです。運動や生命活動を保護する屋台骨、体軀の構造的歪みです。機械でも生物でも構造が歪めば順調に動きません。ところが人間は、身体機能だけではなく、神経系の機能障害も生じるところが大きな問題なのです。自律神経を失調させ、その支配下にある内臓、ホルモン、免疫等を攪乱させてしまうことを、私たちは突き止めました。歪みに起因するストレスが脳の一部に欠損を起こし、鬱や統合失調症様の状態になることが多いこともわかりました。

内臓の不具合は心臓、胃腸に多く、ホルモンの失調は生理痛、生理不順、不妊、不眠等を多出させ、糖尿病になる例もあります。頭痛、肩コリ、腰痛、手脚しびれ等はもちろん、生きるのも苦痛になる体と心の症状をひき起こす原因の第一が体軀の歪みなのです。ところが、二足直立する人間の姿勢を支える主柱、軸こそ歯であったという事実に、最近まで誰も気付かなかったのです。人間は歯の微妙な食いしばり方を調節しながら、複雑に動く姿勢をコントロールしています。自身を注意深く観察するとわかるはずです。

歯の咬み合わせ関係が狂うと、建物の柱が狂いを生じたときと同様、歪み、傾きます。体の動きも不自然になります。咬み合わせを正すとすぐに、姿勢の歪みがとれ、苦痛も解消し、体の動きも自然に戻るので、この因果は確認できます。

不調の第二の原因は食の歪みです。私に全人医学の視点を開眼させたきっかけは食です。私自身、腎炎、膵炎他多くの病気に苦しみ続けたこと、また歯周病を従来法で治療しても治らない例があまりに多かったこと、この疑問から食の歪みがもたらす影響に関心が向きました。そして食の改善が私の体と、患者さんの歯周病を治す力の大きさに目を開かされました。

第三の原因は心の歪みです。三点に歪みがあると人間の身心はあっけなく機能不全に陥ります。

これらの歪みを捉え、正すことを基本におき、技術的治療を駆使するのが、私たちの全人歯科医学、Whole Person Dentistry です。

原因不明の三百もの難病や、それより多い不調にも、三大原因が関与している可能性大です。因果の解明には身心を生活環境をも含め、統合的で深く観察する医学観が必要ですが、ここで光を放つのが、紀元前四六〇年頃活躍し、医学の父と称されるヒポクラテスです。ヒポクラテスは全人医学という言葉こそ使いませんが、病気を生活ごとそっくり観察し、細部と全体を統合的に見る診断の大切さを説いています。ヒポクラテスを源流とし、V・E・フランクル等を経て、現代のアンドルー・ワイル等に、全人医学は継承されてきました。全人歯科医学は、全人医学に加え、驚きに値する歯の役割を重ね、私たちが体系化したものです。当研究所の空にヒポクラテスの旗を掲げ、大きな成果を重ねています。その研究の宝のように大切な要点を、本シリーズでお伝えしたいと、熱望しています。

全人歯科医学研究所

丸橋全人歯科　理事長　丸橋　賢

まえがき

従来法による治療では、歯周病は治らない。少なくとも多くの症例は治らない、と私が疑問を抱いたのは40年も前のことです。外観的印象ではグンニャリと内側から溶けてゆくような印象のある歯周病が多く、それらは権威ある歯周病学によっても治りませんでした。治らないから難治性歯周病と呼んで、歯科医も患者さんもあきらめていたのです。

治せない学説には根本的な間違いがある。私はそう考えて、先入観を捨て、素直に見つめ直すことにしました。体質と直結しているように見える歯周病に対して、ブラッシングや手術等、外側だけ攻めても的外れのように思いました。

体質に原因があるとの直観から、私は2千人以上の患者さんの血液検査、食事の調査と分析を行いました。さらにモンゴル、ブータン、マサイ族等、また食事戒律のある宗教団体の調査を行いました。その結果は明らかに食と体質と歯周病の関係を示していました。歯周病にも食事傾向の違いによって、幾つもタイプがあることもわかりました。タイプ別に対応した食事指導、治療法をとらなければならないわけです。

多くの歯周病の根本原因に現代化した食生活がある、それを明らかにし、私はそれらを食事由来性疾患と呼びました。歯周病観を全く変える、まさに革命的な仕事であったと思います。これを基本におき、40年の臨床成績によって私たちの歯周病治療は体系化されてきました。その体系は次の三つの柱から構成されています。

第一の柱は、まさに革命的なものです。生命の求める食から脱線した食の歪みを正し、病みたい体質から治りたい体質に転換させた上で、技術的治療を加える、というものです。

書物によって私がそれを発表したのが32年前の『癒しの思想』(柏樹社、現在春秋社、1984年)です。さらに体系化を完成したものを『ほんとうは治る防げる歯槽膿漏』(1989年)、『新しい歯周病の治し方』(1994年)として農文協より出版しました。この方法によって治療を行うと、歯周病はほんとうに良く治るようになりました。ついに1996年には厚労省の生活習慣病分類でも、歯周病の原因は食生活等の生活習慣であると明記されるに至ったのです。

第二の柱は近年注目される咬合治療を進化させつつ、歯周病治療にとりいれたことです。これには二つの意義がありました。歯槽骨が溶け、咬合力を支える力の弱まった歯に絶妙な咬合バランスを与え、過剰な咬合力が特定の歯に加わらないようにしたことが一つ。もう一つは理想的な咬合を与えると自律神経その他が調和し、生命力が高まり、歯槽骨の回復をも助けることです。身心ともに元気になり、まさに全人的治癒が得られるのです。これは大きな進化でした。

第三の柱は、信頼性十分となったインプラントを用い、耐咬合力を補強することです。現在のインプラントは咬合力負担力も、耐久性も歯よりも優れています。インプラントを適所に配すると、歯周病で支持骨が少なくなり、咬合力に負けそうになった歯を助け、歯槽骨の回復を助けます。インプラントを補強に利用することにより、重症例でも長もちするようになりました。大きな進化です。

以上、三つの柱を駆使し実際の症例を示し、全く新しい、信頼の歯周病治療の要点をわかりやすく解説したいと思います。時代は必ず変わり、新しい時代がやってくるものです。あきらめないで、新しいステージに目を向けて欲しいと切望します。

目　次

1　体も心も元気に若返り従来法とは全く違う治り方

症例①　Aさん　41歳　女性　埼玉県　貧血低血圧型治療例

2　人間にはもともと歯周病はほとんどない

3　生命力を上げ、技術の粋を融合させると重症例もここまで治る

1　体も心も元気に若返り従来法とは全く違う治り方

症例①　Aさん　41歳　女性　埼玉県　貧血低血圧型治療例

まずこの症例からご覧下さい。口絵写真①（口腔内正面）、②（X線写真）は41歳女性の初診時です。①の歯肉は外見上きれいで健康そうです。まさか②のX線写真で見るほど無惨に、末期的に歯周病が進行していようとは想像できません。歯は全体的に動揺し、強い口臭がします。

外見上は炎症もなく、きれいなので、油断して見過ごされているうちに、このように進行してしまう、これが私の歯周病分類のうちの一つ、貧血低血圧型歯周病です。いわゆる難治性歯周病と呼ばれ、ブラッシングや手術をしても治らず、お手上げ状態であきらめられていたタイプの一つです。

難治性歯周病と一口に言われたものにも、その原因と特徴によって幾つかのタイプがあることも、私は明らかにしました。当然タイプ別、原因別の治療法によって当たらなければ治らないことも明らかにしました。

原因のない結果等というものはあり得ない。原因のない病気というのもあり得ない。私はそう考えて、難治性歯周病を観察し続けました。すると次第に、歯周病にも幾つもの異なるタイプがあって、それぞれ明らかに異なる特徴をもっている、という事実が見えてきたのです。それをX線像、歯肉の外観、肌や爪の色艶、食事分析の結果、血液検査の結果、体調、口臭等の特徴別に、私は新しく歯周病の原因別分類を行いました。

私の歯周病原因別分類

表1が、私が新しく行った歯周病の分類です。

多くの臨床経験から、現在では一瞬見ただけで、どのタイプかはほぼ正確に鑑別できます。まず大別すべきは表1のAに属するものかBに属するものかを間違わないことです。Aに属するものは、肌、爪、歯肉、髪等の色艶が良く、全身的な不快症状も少なく、元気です。原因のある特定の部位のみに限局した骨吸収が見られるのみで、全体的には歯槽骨の状態は良好です。歯肉の状態にも明らかな特徴が認められます。原因のある部位に炎症が見られ、全体としては辺縁歯肉、付着歯肉、粘膜が三層に分かれて識別できます。付着歯肉は厚く、強そうで、ミカンの皮のようなスティップリングというプツプツがあります。参考のため健康な歯肉の写真を口絵写真④に示しました。前記の特徴に加え、全体的に明るい濃いピンクで、生命の輝きが感じられます。

Bに属するものは印象が全く違います。肌、爪、歯肉等の色艶が悪く、暗く、輝きがありません。貧血低血圧型は青白く、高血圧動脈硬化型は赤黒く、糖尿病型は暗紫色、現代食型は暗赤色という具合です。喫煙型の歯肉はタール色をしています。Bに属するタイプの歯周病の患者さんには全身的に不快な症状を伴っていて、全身が病んでいることを示しています。全身が病み、歯肉も病んでいるのです。草樹で考えても同様です。土も根も幹も枝も健康なのに、葉だけ萎れていることはありません。このような明らかな特徴の違いに気付かず、全ての症例に、一様の、表面的治療を加えているのが従来法なのです。

表1　原因別歯周病の分類

A．口腔内に主な原因のあるもの
　a．口腔内不潔型
　b．咬合由来型
　c．その他（Food inpaction、叢生、
　　歯軸傾斜、不良補綴物、智歯等）

B．全身的要因に大きな影響を受けているもの
　a．貧血・低血圧型
　b．高血圧・動脈硬化型
　c．糖尿病型
　d．喫煙型
　e．慢性消化器疾患型
　f．腎障害型
　g．現代食型
　h．若年性歯周病
　i．自己免疫、ホルモン異常型

人間の目は曇りやすい

歯周病の本当の姿が見えないまま、見当違いの治療をしている現状もその一例ですが、人間の目はとても曇りやすく、真実を見失いやすいものです。私たちの目を曇らせるもの、それは権威主義、固定観念、定説、常識、先入観等たくさんあり、私たちの周囲に満ちています。それらの全てをきれいに払拭し、澄んだ心と目で見つめ続けようとする真摯な態度を守ることが大切だと、私は心に刻んでいます。それが知性と感性を守る基本だと思うからです。澄んだ目でじっと見詰め続ける知性、感性の前に、真実は少しずつ姿を見せてくれる、というのが先人の経験でもあり、私の体験でもあります。人間の視界が未だ届かない闇の領域が、真摯な探求によって少しずつ見えるようになり、視界が拡がり続けてきたのが人間の知の歴史であったことを忘れるべきではありません。

本書において表1の全てのタイプの特徴や治療法、実例を詳述する紙数はありませんが、ここで症例①について詳述しながら、一つの難症例タイプである貧血低血圧型歯周病について報告し、よって歯周病治療全

体の世界観の転換に資したいと思います。

貧血低血圧型歯周病の所見

41歳の本症例の患者さんの所見も、次に示す貧血低血圧型の典型的所見とピッタリ重なります。

〔顔、肌、爪、体形等の特徴〕

●肌：青白く、荒れて艶がない
●爪：白い。半月がなく、表面にシワ
●体形：痩せ形が多い
●歯肉：青白く、薄っぺら。炎症を起こす力（免疫力が低い）ので炎症が少なく、一見きれいに見える
●目：輝きがなく、弱い

〔貧血低血圧型歯周病患者の体調〕

●低血圧でめまい、ふらつき、立ちくらみ
●目覚めが悪く、気力がない
●冷え症
●肩コリ
●倦怠感、疲労感
●口臭が非常に強い
●胃腸の具合が悪い
●風邪を引きやすい

因みに本症例女性の体調は表2です。

貧血低血圧型歯周病の特徴にピッタリ当てはまるのがわかります。その他のタイプでも同じで、タイプ別特徴は明らかに共通しているのです。こんな事実が指摘されなかったことが不思議です。

〔その他の特徴〕

●食が細い
●甘い物が好き
●コーヒー、紅茶、緑茶、抹茶等をよく飲む
●神経質で知的な人も多い

表2　症例① Aさんの初診時の体の状態

・冷え
・貧血、めまい、立ちくらみがある
・頭痛、肩コリ
・便秘、十二指腸潰瘍
・倦怠感、疲労感
・気力がない、目覚めが悪い

●骨や歯が軟らかい（さくさく削れる）
●歯根の中心を走る根管が太く、根管壁が軟らかい
●傷が治りにくい

これら所見上の共通した特徴を裏付ける検査結果にも当然はっきりした傾向が認められます。

X線検査、血液検査の傾向

〔X線像の特徴〕

口絵写真②を参照して下さい。白く映っている部分が骨で、黒い部分は骨のない所です。特に上顎大臼歯や下顎前歯辺りの骨はほぼ完全に吸収（溶ける）が進んで失われています。軽く触れただけで動揺します。他の全部にわたって水平的に骨吸収が進行していて、食物を咬むことも危い状態です。

骨の映り方にも特徴があります。残っている骨も映り方が黒っぽく、石灰化の少ない弱い骨であることを物語っています。もう一つ、骨の表面に白い硬い骨が映っていません。黒く、溶けつつある状態を物語っています。歯周病に対して無抵抗状態であることがわかります。これでは骨の回復は望めません。抵抗力、生命力の低下したこの体質のままで、ブラッシングや手術等を

表３　Ａさんの血液検査結果

項目	結果	参考正常値
赤血球数	371万	380万〜480万/㎣
白血球数	8400	4000〜8000/㎣
血色素量	9.9	12〜16 g/dl
ヘマトクリット	30.7	35〜48%
MCV	83	89〜99 μ^3
MCH	26.7	29〜35pg
MCHC	31.2	31〜36%
血清鉄	58	40〜180 μg/dl
総コレステロール	147	130〜250mg/dl

していたのが従来法ですから、治るはずはないのです。

歯周病が進行しやすい人は、足で計測する骨密度も低い傾向が見られます。表２の体調にも表れる如く、骨もやっと生きている状態なのです。ここでは症例①の患者さんのＸ線を見て解説しましたが、貧血低血圧型歯周病に共通した像と考えて間違いありません。

〔血圧・血液検査結果の特徴〕

ここでも症例①のＡさんのデータ表３を例として示しますが、貧血低血圧型歯周病ではみんなこの傾向と考えて問題ありません。血圧110／58㎜Ｈｇと低く、この結果、栄養や酸素の末梢への供給が著しく不足となり、抵抗力、回復力を失わせるという悪循環になります。血色素、ヘマトクリット、ＭＣＶ、ＭＣＨ、ＭＣＨＣ、血清鉄等が軒並み低く、貧血です。このタイプの人は少食で、肉や脂質を好まないため、コレステロール値は低目になります。

このような体質となる主な原因は食生活の偏りです。体は食物で形成され心は経験で形成されると私は言っていますが、まさに食は体質を大きく左右します。

次に症例①のAさんの食事を示しますが、これを見れば食がどんなに大切かを理解していただけると思います。貧血低血圧型であれば個人差はわずかです。この例をそのまま典型例と考えていただいても問題ありません。また、わかりやすくするため、初診時と食事改善後のデータを対比して示します。

症例①　食事と栄養分析

初診時の食事内容が大きく改善されたことがわかります。まず主食を精白しないことが基本です。穀物を精白すると、その表層や胚芽にほとんど分布するビタミンB群、E、食物繊維のほぼ全てを捨てることになり、体の代謝等がうまく回らなくなります。

小魚、海藻、ゴマ等種実豆類を多く摂ることにより、ミネラル、良質な不飽和脂肪酸が十分になり、食物繊維も摂れます。それに加えて実に重要な要素を摂り入れられます。細胞を酸化させ老化させる活性酸素を中和する抗酸化物質が、それらの食品に多く含まれていて、イソフラボン、ポリフェノール等が摂取でき、細胞も活性化します。反対に砂糖、化学物質、それに貧血の人にはマイナス要因のコーヒー、紅茶、抹茶等タンニンの強い飲み物を避けたこともプラスに働きます。食事前後にタンニンを摂ると、食物中の鉄と結合してタンニン鉄となってしまい、鉄を奪うのです。もっとも、コーヒー等も食間に、砂糖を入れずに飲めば大丈夫で、かえってポリフェノールを摂取できます。

緑黄色野菜を常食するようになったことも大きな改善です。ビタミン、ミネラル、食物繊維が細胞を活性化させ、強化します。

表4から表5への食事改善で、患者さんの体調はどのように変わったでしょうか。

表4　Aさんの初診時の食事内容（1990.6.26）
全体的に少食で、砂糖、脂質が過多

・主食…精白米、精白パン、麺類
・小魚…週に2回少量
・海藻…週に5～6回少量
・野菜…淡色、緑黄色野菜とも毎日だが少量
・肉…週に4～5回、1回100 g
　ハム、ベーコン等を週に2～3回
・魚…週に2～3回
・大豆製品…週に2回くらい
・果物…毎日
・菓子…ケーキを1か月前まで週に2～3回
・嗜好品…コーヒーを毎日2杯（砂糖入り）
　抹茶を毎日

表5　改善後のAさんの食事内容（1991.11.27）
私の勧める理想のバランスに近づいている

・主食…三分づき
・小魚…毎日2回（何にでも入れて多く摂っている）
・海藻…毎日（意識して多く摂っている）
・野菜…毎食（緑黄色野菜を意識して多くしている）
・肉…週に2～3回（50 gくらいを野菜料理の中に使う）
・魚…週に4回くらい
・卵…1日1個
・大豆製品…毎日必ず食べる（多くしている）
・牛乳…1日300cc
・ゴマ…毎日大さじ2杯
・調味料…化学調味料、砂糖は使わない
・甘い菓子…ほとんど食べない
・嗜好品…コーヒー1杯（砂糖なし）、抹茶はやめた
・農薬・添加物を使用した食物を避ける

食が変われば体は大きく変わる

食の成分によって体はでき上がり、働きます。食の影響は生命にとって絶大です。これを知らずに軽んずることは大きな損失です。食を変えれば例外なく、体はすぐに、どんどん変わります。本人がはっきりわかる変化がありますから自身で確かめて下さい。

症例①のAさんの体調は表6のように変わり、驚くほど元気な人に変貌したのです。

倦怠感、疲労感、めまい、便秘があり、十二指腸潰瘍もある体は、やっと生きている状態でした。朝の台所の仕事がやっとで、それが終るとしばらく床に就いていたのです。突然倒れ、救急車で運ばれたことも度々でした。そんな生命力で歯周病を治すことは不可能だと誰でも気付くはずです。そんな事実に誰も気付かずにきた。いや現在もほとんど気付いていないのです。

表6　Aさんの食事改善後の体調の変化（1991.11.27）

- 貧血、めまい、立ちくらみがなくなる
- 頭痛がなくなり、肩コリが軽くなる
- 便秘しなくなった
- 十二指腸潰瘍が良くなった
- 倦怠感、疲労感がなくなる
- 気力がでてきた
- 目覚めが良くなった
- ストレスが軽くなった

この歯周病観を覆したことはやはり私たちの大革命だと思っています。

〔症例①の食の変化を分析すると〕

表4から5へ、症例①のAさんの食事は改善されま

した。それを数値とグラフで見るとわかりやすくなります。表7が分析値です。これを円グラフにしたものが図1です。所要量は厚労省が示す、この年齢の女性の必要栄養量で、これを円で示し、初診時と改善後の分析値をそれぞれ点線、実線で示しています。必要量に対する過不足が一目瞭然です。

私が指導する方向で食事改善すると、図1の実線パターンになります。カロリー、タンパク、脂質は厚労省の数値付近に抑え、ビタミン、ミネラル、繊維はかなり多目に摂った方が結果が良いのです。私の食事指導の骨子は簡単です。

◯主食は精白せず、一分搗～三分搗にする

◯緑黄色野菜、小魚、海藻、種実豆類を毎日～毎食食べる

◯肉より魚、豆類を多くする（肉には飽和脂肪酸があるため）

◯砂糖、塩分、添加物等化学物質を控える

一口で言えば、魚、豆、野菜、海藻等、自然の産物を、形がわかる料理でよく咬んで食べます。そうすれば計算せずともグラフで示した理想のバランスになります。

表7　食事改善前後のAさんの栄養分析結果

項目	所要量	初診時	改善後
カロリー	1900	1619	1784
タンパク	60	54	89
脂質	52	63	61
繊維	20	8	38
カルシウム	600	238	1698
鉄	12	7.5	22
ビタミンA	1800	1900	7456
ビタミンB_1	0.8	0.6	1.0
ビタミンB_2	1	0.9	1.7
ビタミンC	50	60	167
砂糖		41	0

図1　食事改善前後の主要成分の過不足

Aさんのように虚弱で少食な人でも現代人は脂質と砂糖を摂りすぎている。改善後は少し脂質が控えられ、繊維、ビタミン、ミネラルが飛躍的に増えた

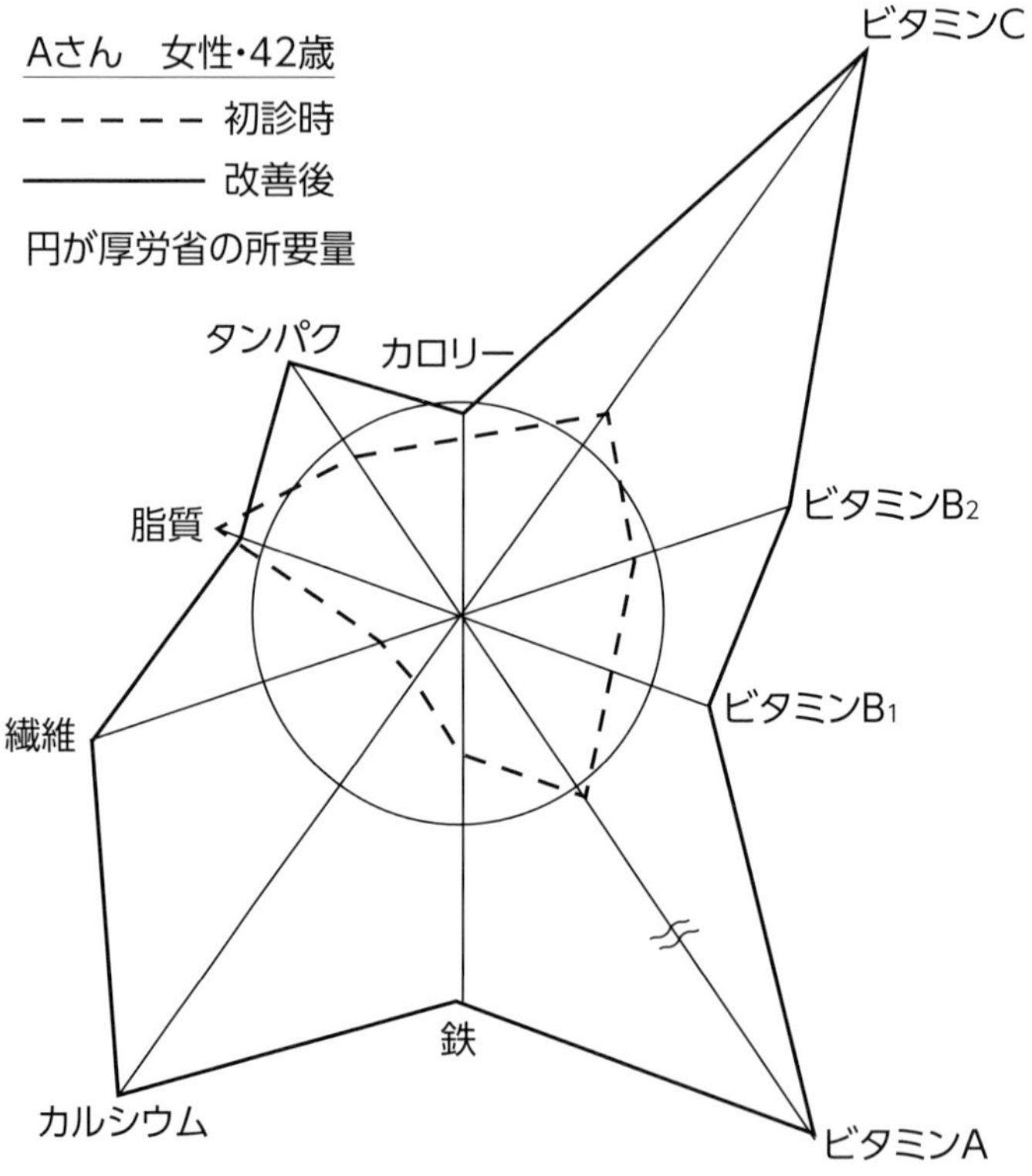

症例①の全人的な治り方を見る

口絵写真を見れば初診時（口絵写真①、②）に対して、歯肉、X線で見る骨の像（同③、⑤）、爪、顔（同⑥、⑦、⑧、⑨）等の全てが驚くほど、従来法では考えられなかった治り方をしていることがわかります。白かった爪の色はピンクが濃くなり、ガリガリに痩せていた顔は適度に肉が付いて輝いて逞しそうになりました。基礎体温も上がって温かくなり、気力も前向きで晴れやかになりました。これが私たちが探求してきた全人的治癒です。もちろん基本的な技術は全て正確そのものです。根管治療もX線で見る如く完全です。咬合バランスも完璧です。

当時は残念ながら自律神経の計測をまだやっていなかったので現在から遡っての推論となりますが、咬合を整え、食を整えたことによって自律神経のバランスが回復し、働きも活発になったのだと思います。自律神経が、内臓の働き、体温、代謝、ホルモンバランス、免疫細胞バランスと活性化等の全てを支配していますから、自律神経が整い、活発になれば生命力は強まり活発になるのは当然なのです。現在では私たちは咬合や食と自律神経の関係も研究を進め、臨床に取り入れています。

最後に、私たちの研究から明らかになった歯周病にならない食事パターンと、歯周病になりやすいパターンとをグラフに示します。とてもわかりやすいパターンなので参考にして下さい。

歯周病にならない人、なる人の食事パターン

図2が歯周病になり、治りにくい食事パターンで、図3が歯周病にならない食事パターンです。従来法では図2のパターンの食生活で、病みたい体のまま、技

図2　歯周病になりやすい人の食事パターン

(厚労省が示す日本人1日栄養所要量を100
とした過不足)

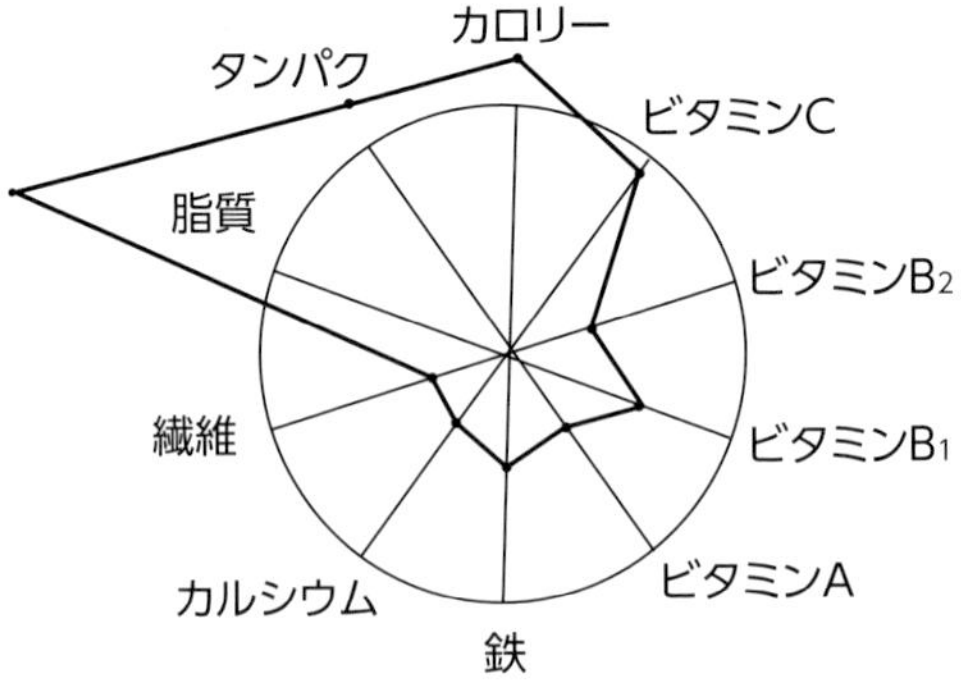

脂質など左上部分が突出し、ビタミン、ミネラル、繊維など右側部分の著しい不足が見られる。加えて砂糖も多い例がほとんど

図3　歯周病になりにくい人の食事パターン

(厚労省が示す日本人1日
栄養所要量を100とした過不足)

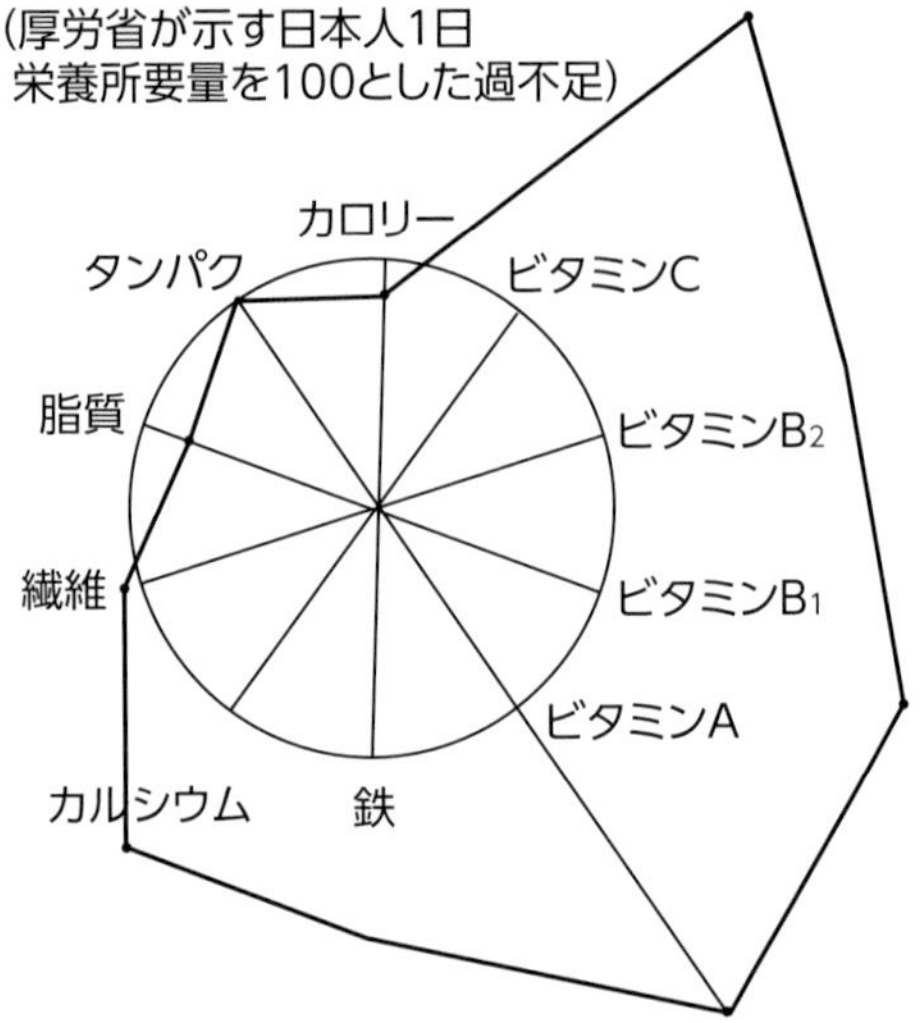

脂質など左上部分が控えめで、ビタミン、ミネラル、繊維など右から下にかけての部分が大きく突出しているのが健康食の特徴。砂糖も少なめの人が多い

術的治療を行っていたのですから治らなかったのは当然です。

本章では全人的治療法によれば、従来法では治らない、体質に根をもつ歯周病が、まさに革命的に治る事実を症例①を例に挙げて示しました。表1のBに分類される高血圧・動脈硬化型、糖尿病型、現代食型等の歯周病も同様と考えて下さい。食生活を改善することを基本にしての治療法によって、歯周病治療の世界は変わったのです。

2 人間にはもともと歯周病はほとんどない

・伝統食のブータン人、モンゴル人に歯周病、ムシバは少ない
・人類学的に、自然な食の時代に歯周病、ムシバは少ない

歯や口の中、小さな世界だけ見ている目。それが偏見をつくり上げるのです。広く世界の人々、遠い人類学的な時代を生きた人々を観察すると、意外な事実に驚かされます。歯周病もムシバも歯列不正もない地域や国があちこちにあります。古代人の骨を調べると、歯周病、ムシバ、歯列不正がほとんどないのが当たり前であった事実を知らされます。日本人でも縄文人、弥生人、古墳時代人に、それらはほとんど見当たりません。江戸時代になっても、貴族的階層に歯周病、ムシバ等が出現しただけで、伝統的な食生活に甘んじていた庶民には、歯周病、ムシバ、歯列不正等は極めて少なかったのです。

歯周病はいつから増えたか

歯周病等の歯科疾患がいつ出現し、増え始めたか、その時期は地域の文化によってバラバラです。伝統食が現代風の食事に変わった時、と言えば正解に近いでしょう。現在でも現代食の影響の少ない地域では歯周病はほとんどありません。ムシバ、歯列不正も同じです。

ブータンやモンゴルの調査では、都市から離れ、昔からの食生活が崩れていない地域では、両国とも歯周病等はあまり見られません。それが都市に近づき、都市から供給される食物を食べるようになった地域に歯

周病もムシバも歯列不正も増えることがわかります。

つまり歯周病が増える時期とは、食生活の現代化が起こった時期で、その時期は地域によって大きく異なるのです。ブータンの国の中でも、ティンプーやパロ等都市化した所ではどんどん増加中ですが、車も入らない山村では、健全な人がほとんどです。

ブータンの都市と山村の調査から

ブータンはヒマラヤの中腹に張り付いた小さな、静かな国で、伝統が大切に守られ、食の現代化も少なく、食と健康の関係を調査するには都合の良い国です。仏教信仰が人々や空気の中にも浸み通り、風の中にも祈りや教文が流れているようです。屋根にも丘にも山にも教文の旗がたくさん風にそよいでいます。緑が多く、全体が農村と言えますが、それでも小さな首都をはじめとする町にはインド、中国等からの加工食品が大量に入り込んでいます。商店には如何にも粗悪で心配になる食品ばかり並んでいます。

ブータンやモンゴルは日本人と同じモンゴロイドなので、そこを調査研究することは日本人の過去や将来を知る上で大変役に立つのです。私たちは両国とも二回にわたり、調査に訪れました。山村と都市の暮らし、食、歯や歯肉、体調、体形等を調べました。

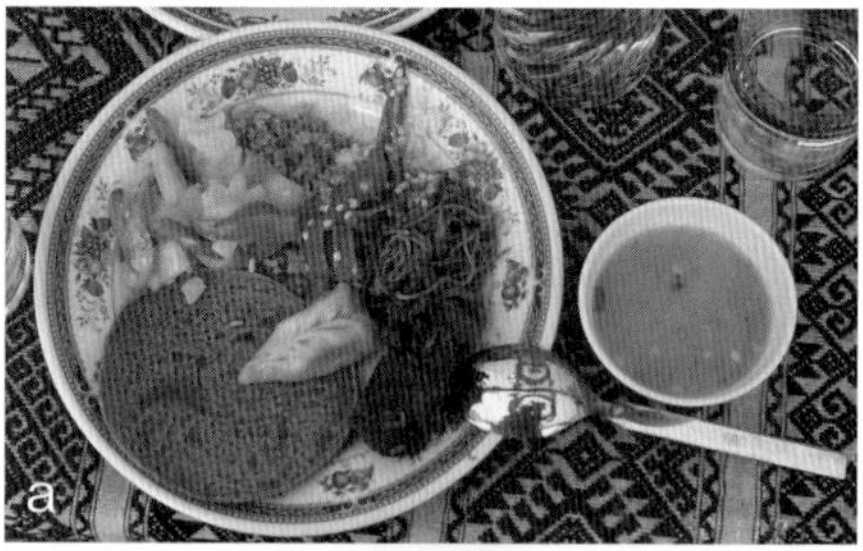
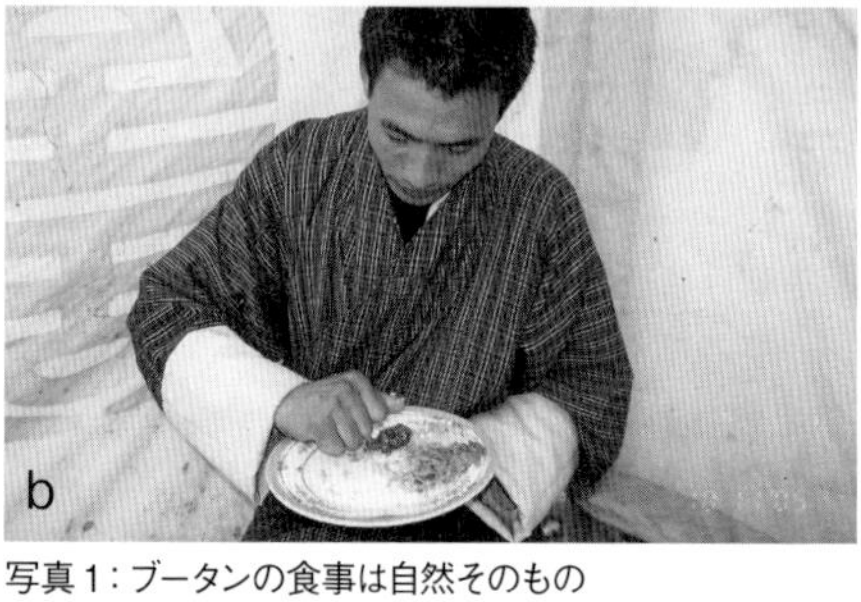

写真１：ブータンの食事は自然そのもの
a：野菜、肉、パン、汁
b：インド式で右手で食べる。着物が男性用のゴ

ブータン山村の歯と体と食

ブータンは伝統を重んずる文化や法律が定着しています。食も畑から恵まれたものが主で、外食の施設も少なく、全体として自然に近い食が守られています。したがって歯も健全な人が多いのです。

しかし、農山村と比べ、加工食品が流通している都市では乱れ始めた食の違いの影響が驚くほど体に現れています。

口絵写真⑩a，bは、ブータン、山村の33歳の男性です。歯列は幅の広いU字型で、安定感抜群です。よく咬むことによって顎骨の成長も良く、その結果歯列は美しく整列しています。咬耗があり、歯が直立しているのも、よく咬んだ効果です。キンマという植物の葉にビンロウジュの実と石灰を巻いて咬む、ドマという咬みタバコのようなものの灰汁で歯は着色していますが、ムシバはなく硬く、歯周病もありません。厚く硬そうなこのような歯肉が本来の人間の歯肉なのです。

ブラッシングはあまりせず、全くしない人も多いのに、ムシバも歯周病もなく、歯列も美しい。ここに本質的な回答が含まれているのに、それに目を開かない。目を曇らせやすいのが人間の弱点です。本質を見据えて考えていたら歯周病学はずっと前から大変革を遂げていたはずだと思います。

口絵写真⑪（立ち姿）がこの男性の姿勢です。顔は幅広く、モンゴロイドの特徴で顔面扁平で、輝きがあり、明るい微笑みさえあります。体形はしっかりしていて顔も体もほぼ左右対称で歪みがありません。体調に問題はなく極めて元気です。

都市の人の歯と体形

口絵写真⑫は都市に住むブータン女性、43歳の下顎歯列です。歯列弓の幅は狭まり、前歯は並びきれずに乱杭歯状態（クラウディング）です。歯肉は赤黒く、ひどい歯肉炎が目立ち、ムシバもあります。これでもまだ歯肉には硬さがあり、日本人に多い難治性歯周病の様態とは違います。難治性では歯肉にしまりがなく、カエルのお腹のような軟らかさがあります。ブータンでは都市部で加工食品が増えたとは言っても、日本ほどひどくはありません。基本的食事はまだ伝統的で自然に近いものなのです。

口絵写真⑬がこの女性の姿勢ですが、歪みが目立ちます。左肩が下がり、首、胴、腰、脚が側弯しているのがわかります。当然肩コリがあります。顔の艶もなく、暗い印象です。

私たちが調査に入った山村は写真2・3のような道を、荷物を担いで辿り着きます。そのような村と比べると、さすがに都市の人の歯に荒廃は始まっていますが、まだ初期です。このずっと先に、現代日本人の歯、歯周組織、歯列、顔と体形の歪み、体調不良等があることがわかります。

ブータンでは文化的にも法律でも伝統を守ることが尊重され、服装や住居にもそれは認められます。服装は、日本の着物とよく似たゴ（男性）、キラ（女性）を着ています。

ヨーロッパでは中世と比べても食の基本は変わっていません。だから体も大きくは変わりません。食を変えることは恐い、よほど慎重にしないといけないと、調査結果から感じます。

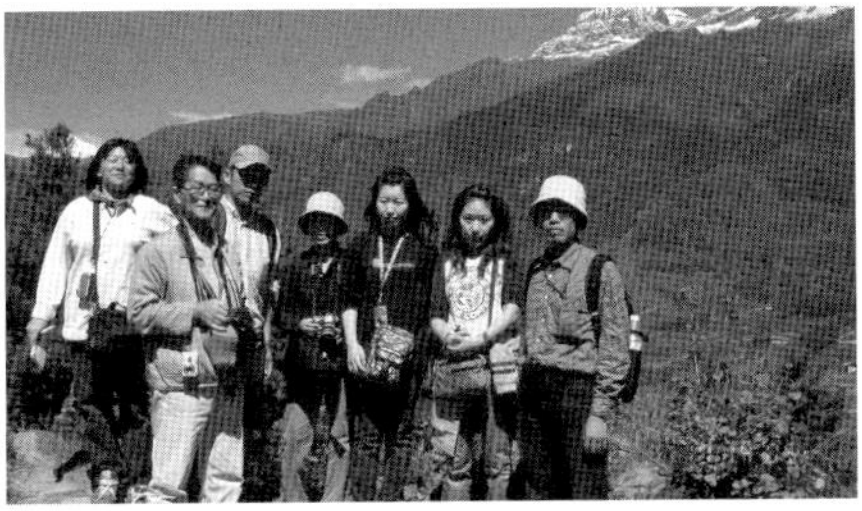

写真２：ヒマラヤ連峰を見ながら村まで登る私たち調査隊。車も入れないので、伝統的な暮らし、食が保たれている

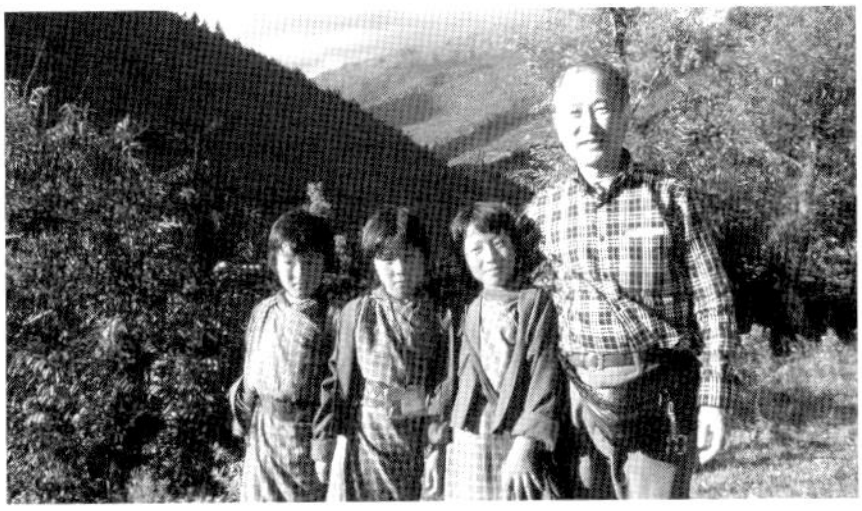

写真３：道で出会ったブータンの子供たち。肌は美しく、表情も明るい。着物が女性用のキラ

モンゴルで進行する食と体の崩壊

モンゴルではブータンよりも現代化が進んでいて、その分、体や歯の崩壊も進んでいます。しかし遊牧民の生活域である半砂漠の草原地域では、まだ自給的食生活が主です。ウランバートルではスーパーマーケットも多く、中国等からのインスタント麺等、見ただけで心配な加工食品があふれているので、体や歯は明らかに悪化していて、遊牧民と首都の住民の比較調査には条件が整っています。けれどウランバートルのレストランで食べる肉も、90回咬まないと呑み込めないほど硬く、その分顎の発達も良く、相撲も強いのだと思います。顔や姿勢の歪みは、日本人ほどひどく進行していません。ブータンよりもモンゴルの、モンゴルよりも日本の食と体の歪みは進行しているという点に注目して下さい。

モンゴル遊牧民の歯と体形

口絵写真⑭はモンゴルの南ゴビ地方の15歳の女性です。歯列弓にわずかな左右非対称がありますが、アーチも大きく、歯も直立していて健全な方です。歯肉が美しい透明なピンクで、肌も輝いているのが特徴です。口絵写真⑮のように、風のように速く、しなやかに草原を走ってきて、調査に協力してくれたのです。ヒラリと馬から降りるのも、乗るのもまるで体重のない風と一体の生き物のようです。顔、体の歪みはなく、バランスは良好です。

乗馬している姿の背景のような半砂漠で水が乏しいため、ブラッシングもしないのに、このように健全なのです。

何を食べているか。生血、肉、内臓、山羊や馬の乳、それに保存食品として干し肉、チーズ、ヨーグルト、馬乳酒等です。交易で得た小麦粉を乳に入れたお茶を飲みますが、基本的に野菜、果物、穀物は獲れないので食べません（口絵写真⑯）。

家畜を追って移動するテント（ゲル）生活なので、主に家畜を食べるだけの食生活です。商店はありません。

現在では観光客との接触も多く、菓子等も少々食べているため、ブータンの山村に比べると歯科疾患は多いですが、ウランバートルに比べれば遥かに健全です。視力や体調も良好です。肩コリ、頭痛、腰痛等はほとんど見られません。

ウランバートルの歯と体

口絵写真⑰はウランバートルの37歳の女性です。左右とも臼歯が二本ずつ欠損し、第二大臼歯は傾斜していてムシバです。歯肉は辺縁が赤く腫れ炎症が見られます。このような例がウランバートルでは主流と言えます。しかし付着歯肉はまだ硬いピンクで、炎症が見られるのも免疫力がある証拠と言えるのです。歯肉全体が境目なく暗色や白色で、軟らかい、いわゆる難治性歯周病にまではなっていないことも明らかです。モンゴルは近年自由主義化し、食生活も商業主義化してきました。その影響がまだこの程度なのです。

口絵写真⑱が姿勢です。右肩下がり、首は左に傾き、腰も右に突き出し、グンニャリと側弯しているのがわかります。

脊柱が弯曲すると弯曲点、つまり首、肩、腰にコリ、痛みが出ますが、この女性にも出現しています。

どこの国、集団を調べても貫く法則は同じ

ブータンとモンゴルの調査を例に挙げて示しましたが、食が健全な人々は体も心も歯も健全で、伝統食が崩れるとそれらが崩れるという法則は、どこを調査しても共通して認められます。

マサイ族の調査を見て下さい。写真4が60歳の女性の下顎、写真5が姿です。下顎前歯は儀式で抜歯するのですが、歯も歯列も歯肉も美しく、丈夫そうです。ブラッシングもしていませんが、サバンナに放牧する動物だけしか食べていないので、水が欠乏しているので生血を飲み、ブラッシングはせず、お風呂も入りません。

私たちは食事戒律のある宗教団体の調査もしました。自然な食物以外は食べてはいけない決まりがある教団の人々は、歯も歯肉も顔の色艶も、全て健康的でした。

この事実を決定的に裏付けるのが、人類学の研究が明らかにしたところです。私たちは事実に対して素直に心を開き、学ばなければいけないと感じさせられます。

人類学が明らかにしている法則

地球に生命が誕生したのは35億年前。そして少なくとも霊長類が6500万年前に生まれてからのことは、人類学が細部にわたり研究しています。

その後5300万年前に原猿類、2350万年前に類人猿、530万年前に最初の人類と言われる猿人へと進化が続きます。

日本人のルーツとされているのは1万8千年前、沖縄の港川で発見された港川人ですが、この特徴は縄文人に似ています。縄文時代は約2300年前まで続くのですが、この気の遠くなるような長い年月、人間の食べる物は基本的に変わることはありませんでした。自然の恵み、鳥獣魚、種実、根菜等を食べていたのです。だから、歯や顎にも大きな変化は起こっていません。

大きな変化は弥生人によって起こされます。稲作が

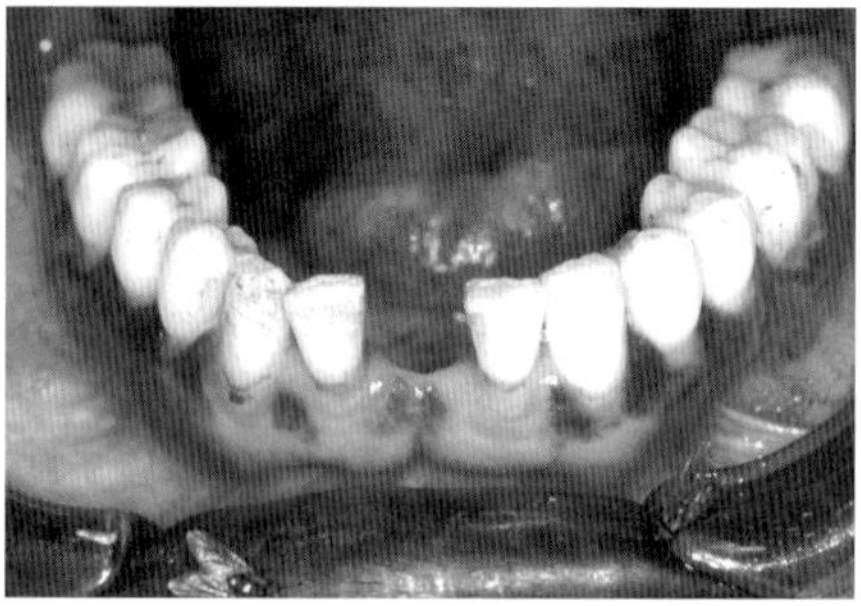

写真4：マサイ族は歯も歯列も美しい。60歳、女性。食は動物の血、肉、乳、内臓だけ。前歯は儀式で抜歯。ブラッシングをしなくても歯肉がひき締まっている

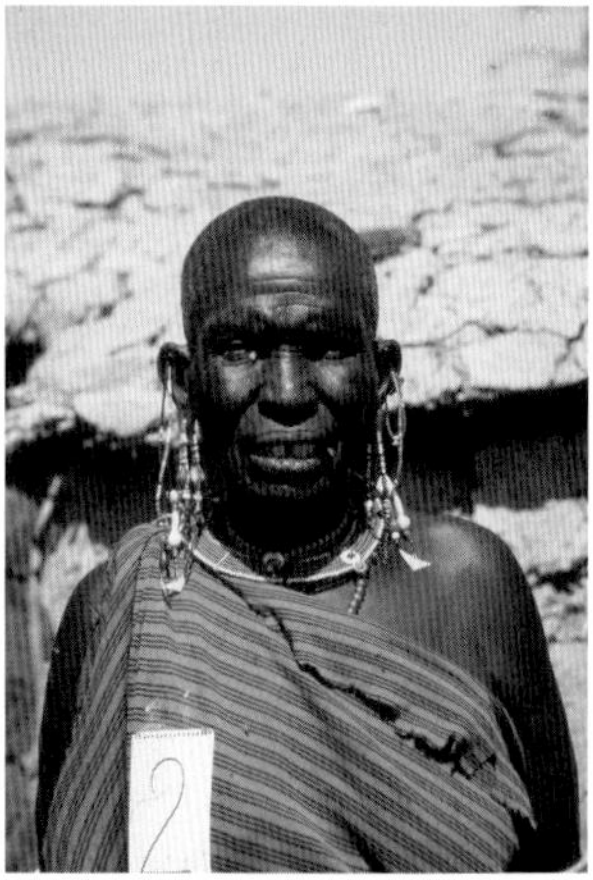

写真5：同女性の顔。肌は輝いている。顔、肩等左右対称で均整がとれている。健全な歯や歯肉の基本はブラッシング等ではなく、食にあることを肝に銘じたい

発達し、鉄器による火を使った料理も広がります。火食をすることは軟らかい物を食べることです。このためか、弥生人の頭、顎は縄文人に比べ細目になりました。もっとも、弥生人は北方の寒冷地から渡来した人で、縄文人と同じ人種ではないので、人種差もあるとは考えられます。

口絵写真⑲が縄文人の下顎です。姥山貝塚で発掘され、東京大学総合研究博物館に所蔵されています。太く、厚く、硬い物も平気で食べられる頑丈な作りです。歯を支える歯槽骨の消失は全く認められません。

口絵写真⑳が弥生人です。骨がやや痩せ気味ですが、歯槽骨吸収、ムシバ等はありません。

ところが口絵写真㉑をご覧下さい。現代人の下顎です。骨は、目立って痩せて弱々しく、点線で示した下顎角も大きく開いています。この角度では咬む力が入りません。いや、咬む力を入れないから角度が開いたのです。

歯槽骨の水平的吸収が進み、骨が消失して歯根が露出しています。これが歯周病です。歯周病は現代人の病気、現代食病と言えるのです。

人類学的研究データ、表8をご覧下さい。古代人の歯槽骨吸収像は現代人の歯周病の像とは全く違います。外傷性の骨吸収がほとんどですから、歯並びの乱れた部位（ディスクレパンシーのある部位）に限局して起きます。

私たちの祖先に現代のような歯周病もムシバもなく、現代食化とともに現れ、増えてきたものであることが明らかです。古代人にも歯周病があったとする主張がありますが、過重な力が加わる部位に限局した外傷による骨欠損で、私たち臨床家が呼ぶ歯周病とは全く別のものと言うべきです。

東京大学の鈴木尚教授（当時）が徳川将軍家の墓を

表８　日本人古代人骨におけるディスクレパンシー
（顎骨と歯の寸法的不調和）

時代	頻度（％）	総ディスクレパンシー（㎜）
早前期縄文	0.0	5.0
後晩期縄文	14.8	5.7
弥生	18.9	0.6
古墳	25.1	－2.1
鎌倉	26.3	－0.3
室町	63.6	－4.1
江戸	43.8	0.8
明治	31.3	－
現代	63.1	－2.6

「咬合の小進化と歯科疾患」　井上直彦、伊藤学而、ほか

調べ、歴代将軍の歯や骨と食の関係を研究した結果も、同じ法則を明らかにしています。まだ武家的生活をしていた頃の将軍のものに比べ、最後から二番目の将軍家茂では、骨は退化して細く、ムシバ、歯周病がひどく進行しているのです。貴族的生活に傾き、美食、軟食、甘い物が増えた結果です。

本質を見ない治療は愚

歯周病にならない、歯周病を治す、その基本は一つです。生物である人間の生命にとって必要な食の基本を守ることにあることは、前述の通り明らかだと思います。基本を守らずに歯周病を治そうとする従来法は、発想から愚と言うしかないのです。

3 生命力を上げ、技術の粋を融合させると重症例もここまで治る

症例②　Bさん　初診時51歳　男性　川崎市・の22年後

まずざっと初診時と22年後を比較

初診時（口絵写真㉒、㉓）の口腔内と、22年後（口絵写真㉔、㉕）とを比較して見て下さい。この症例は難治性歯周病の一つ、現代食型のもので、従来法のブラッシング、手術、補綴、投薬等では治りません。治療しても進行は続きます。口絵写真㉖で初診時のX線写真を見ると、歯周病は末期的で、残存する歯槽骨（白く映っている）はほんのわずかです。間もなく抜歯になるのは確実で、よく咬めません。

口絵写真㉒、㉓で見る歯肉は暗赤色で生命の輝きを感じません。辺縁歯肉、付着歯肉、粘膜の境界は消失し、全体が浮腫状でカエルのお腹のように軟らかく、ブヨブヨしています。これはいわゆる難治性歯周病の外見的特徴です。難治性歯周病の原因は局部ではなく、体質に根ざしていますから口の中全体も顔、爪、手等も暗い色をしています。口蓋、唇、舌の色をご覧下さい。血液は全身をめぐるので血液の色が各部位に現れているのです。

最も心配なのは㉓で見る舌の状態です。色は暗赤色で、これも良くありませんが、舌の表面の黒い舌苔が危険なシグナルです。ガン、糖尿病、動脈硬化等の成人

病に傾いた体質を示しています。

それに比べて口絵写真㉔、㉕をご覧下さい。暗赤色だった歯肉はもちろん、口蓋、口唇、舌までが透明感のある美しいピンクになりました。浮腫も消え、引き締まりました。炎症も消え、歯肉は辺縁まで硬そうです。この透明感のあるピンクこそ、健全な生命の輝きなのです。

特に舌に注目して下さい。美しいピンクで、黒い舌苔も消えました。病みたい体から生きたい体に転換したのです。舌苔が消えたのは危機を脱したサインです。

病みたい体から生きたい体へ転換できたからこそ、これほどの重症例が22年後、こんなに良好な状態を守っているのです。「体も今が一番さわやかで軽い」とBさんが言っていました。体全体の生命力が健やかになっている証拠です。

X線写真で比較する歯槽骨の回復

初診時（口絵写真㉖）と22年後（口絵写真㉗）を比較すると、下顎前歯部の歯槽骨吸収（○印）はひどく、普通は抜歯されますが、22年後はかなり骨量が回復しています。ポケットや排膿はなく、口絵写真㉕の如く、ピンクに引き締まり、不便なく食事をしています。

初診時と22年後の歯槽骨表面の位置を点線で示しますが、一度歯周病で吸収された歯槽骨がこんなに回復するとは今まで信じられないことでした。私が確立した全人的歯周病治療によれば、歯槽骨はこのように回復し、長もちし、全身的に体も心も元気になります。

良く治るために不可欠な二つの条件

弱った骨でも、長期間の咬合に耐え、ここまで長もちするためには、もちろんその条件が満たされる必要があります。

患者さんが食生活を改善し、体質が病みたい体から生きたい体に転換すること。これが不可欠で、これには患者さんの理解が必要です。この男性はとても知的で、感性も豊かで、理解を深めて食生活を改善してくれたのです。

認識のていどに病み、認識のていどに治る。これが私の痛感するところです。患者さんの認識のていど以上、私たちの技術は治すことはできないのです。この必要から私は健康教室「良い歯の会」を36年以上前に立ち上げ、毎月第2土曜日に休まず開催を続けています。丸橋全人歯科3階の研修室で、第2土曜日の午後1時半から、休まず開かれています。無料で誰でも参加できますから、是非出席してみて下さい。無料で痛くなく、根本的に効く理解という妙薬を手にして下さい。

もう一つ、これも不可欠なものが、歯科医師の技術です。歯科に必要な技術は一般的に考えられているほど簡単ではありません。1ミクロンの誤差が蟻の一穴になってダメになってしまうケースはたくさんあります。歯科の技術を甘く考えることは、患者さん自身にとって命取りになります。

症例②が良い予後を得ているのは、咬合力に対してインプラントで補強し、精密な咬合治療でバランスをとり、その基礎の根管治療や手術等の技術も完全だからです。

絶妙な咬合バランスは不可欠

健康で体力も十分な人にとっても、咬合バランスを整えることは必要です。アンバランス、不自然な上下の歯の衝突があれば健全な人でも歯槽骨が溶けたり、歯根にヒビが入ったりします。肩や首のコリ、頭痛、腰痛等の原因にもなります。まして、歯周病の末期で、歯を支え咬合力に耐える残存歯の乏しい本症例のようなケースでは、不自然な負担が加わればあっけなく歯槽骨の破壊、吸収が起こり、残存歯は全滅してしまいます。

人間の咬み合わせは猿人になってから530万年、ホモサピエンス、ネアンデルタールになってからでも23万年もかけて、必要に適応して獲得してきたもので、上下の歯列の咬合関係には複雑で絶妙な法則がありま す。咀嚼によって複雑に咬み合っても、どんな位置でも大丈夫な関係、バランスが出来ているのです。それを十分に理解して補綴物の製作や歯の調整をしなければなりません。少しでもイレギュラーな咬み合わせがあれば、必ず骨が溶けたり、姿勢の歪み、体調不良が生じてしまうのです。だから咬合治療は歯科の中でも最も難しい分野に入ります。

Bさんの初診時の補綴物の状況は、人為的にこのバランスを破壊し、体を痛めつける性質のものでした。私たちは歯にどのような咬合関係を与えるかで、体調を良くするのも悪くするのも自在に出来ます。初診時のBさんは体調不良で、特に心臓は心筋梗塞があり、バイパス手術も受けていて弱点になっています。その体にとって初診時の咬み合わせは人殺し補綴と私が呼ぶようなものでした。

口絵写真㉓をご覧下さい。左臼歯（向かって右）の高価なセラミックのブリッジが、不自然に凹んでいます。しかも反対側（右）に比べ、全体的に低くなっています。これによって、上下が咬み合ったとき、左が低くなり、加えて凹んだアーチを滑って、下顎が左奥に引き込まれてしまうのです。これにより、左重心になり、心臓に負担がかかります。心臓が弱いこの患者さんにとってタブーの咬合と言えます。運動会等で、走ったとたんに急死するケース、これが左重心なのです。

この欠点を改善するため、私は口絵写真㉕のような補綴を行いました。左右的に水平で、臼歯部は下顎がわずかに凹み、上顎がその分凸出するスピーの彎曲という自然なカーブに沿って製作してあります。左右の臼歯部の高さが違う段違い平行棒では、土台や柱が左右で違う家のように人体も傾いてしまいます。

インプラントで弱った耐咬合力を補強

最近のインプラントは歯より強い耐咬合力を有し、骨と結合してとても長くもちます。信頼性は抜群で、時々見られるインプラントへの不安記事は信じ難い無知な見解としか思えません。インプラントを出来ない歯科医師の意見が取り上げられているのでしょう。

しかし実力のない歯科医師が片手間やお金のためにやる心ない治療により、インプラントの予後不良によるトラブルが多いのは事実です。私どもの所にも、他で行ったインプラントの結果が悪くて受診する患者さんは絶えません。何百万円もかけて治療し、咬めない、頭痛がする、ふらつく等と訴えて来る患者さんが続いています。それらは目を覆いたくなるほど稚拙な治療が施されています。

しかし、歯科の治療の予後が悪く、治療というより破壊となっているのがほとんどなのはインプラントに限りません。根管治療一つ、満足な治療はほとんど見られないのが現実です。インプラントの上に被せた補綴物の咬合等は１００％、デタラメと言って間違いない状態です。先進国と言われる世界の国々の中で、日本ほど歯科治療が荒廃している例を私は知りません。歯科医師の学力は世界の中でも低く、モラルは失われています。この現状を何とか改善することが日本の患者さんのために必要だと思って努力してきたのですが、ビクともしない構造が出来上がっています。

私の所ではインプラントはインプラントの優れた専

門医が担当し、咬合はまた咬合の専門医がいるので、チームで治療を完成させていきます。一人の歯科医が各分野を併せてうまく行えるほど、歯科の技術は簡単ではないのです。私の所の患者さんは、期待以上に素晴らしい、どこにインプラントを入れたか自分でもわからない、と言って喜んでくれます。上手な手で行えば、それほどインプラントは素晴らしいのです。

口絵写真㉗のレントゲンに映っているように、この症例では8本のインプラントが植立されています。この力は強く、補強というよりこの力が弱った自分の歯を助けている、というのが本当のところです。この力に助けられ、弱った部分の骨も回復しやすいのです。

弱った歯を残すか、抜歯してインプラントにするか…の迷い

残る歯槽骨が少なく、咬合力に耐える力の弱まった歯は確かに寿命にも心配があります。よほど設計と技術が良く治療が行われていないと、何年か使っているうちにダメになってしまう可能性があります。患者さんの手入れにも左右されます。甘い物を食べ、ブラッシングが悪いとムシバが出来やすく、強い咬合力で歯根が破折することもあります。咬合調整が上手に行われていないと、負担の過重な部位の歯槽骨吸収が進み、ダメになることもあります。

弱った歯を残すか、インプラントにするか、それに対しては考え方を決めて選択する必要があると思います。

よく手入れをして使い、もしダメになる歯があったら、その部位だけインプラントに交換する、という心得はしておいた方が良いでしょう。もし不安を残すのがイヤな人は、インプラントにした方が簡単でしょう。インプラントはムシバにならず、破折することもめったになく、それほど手入れに神経質にならなくてもト

ラブルは起きにくいのです。

残すか抜くか、誰でも迷うところですが、大切なのは長所、欠点を理解の上、考えを決めて選択することです。

症例②では咬合治療やインプラントの技術も完璧で、そこからの問題は起きず、患者さんの手入れも完全です。その結果、このように良い予後が得られています。

加えて根管治療、歯周病の手術等全て技術的に完全に行われ、それを原因とした再発がない点にもご注目下さい。これらは地味で表に見えない、基礎工事のような部分ですが、とても大切です。基礎が不備ならば、その上に高価な家を建てても、ダメになってしまいます。

口絵写真㉖の初診のX線写真に写っている左下犬歯、第二小臼歯、第二大臼歯の根管充填（白い部分）は全て根尖まで届かず、中途半端に途中で終わっています。その先は死腔が残り、細菌のトーチカになります。だからその3本とも根尖部に黒い影が見えています。根尖病巣です。放置すれば大きくなって抜歯という結果になるのは避けられません。

口絵写真㉗の予後を見ると同部位の3本とも当院でやり直してあり、根管充填は根の先端まで白く届いています。このように、目に見えない所も、手を抜かず、精魂込めて美しく仕上げなければ、不完全な所から、全てが崩壊する結果になります。歯科治療は非常に難しい仕事だということを重ねて理解していただきたいと思います。

良く治るための条件がこの症例に揃っている
―患者さんとともに振り返る―

Bさんの現在は、歯も体も大変良好です。私の所の初診が1994年で、それより先の1987年に心筋梗塞で心臓のバイパス手術3本を受けているので無理はできませんが、「今が一番体が軽くて快調」と言っています。初診時51歳、現在73歳ですから、普通ならこの反対で、今の方が体調が悪化しているはずです。
「歯のバランスと食のバランスを整えて健康長寿に」と私は常々旗を振っていますが、まさに私の標語が実現しているのです。

この後に載せているBさんの手記には記されていませんが、心臓のバイパスは耐用年数が30年で、もうそれを越えているのに問題なく維持できていて、担当医師が驚いている、との話です。Bさんには狭心症、不安神経症等があったので、私の補綴物は左半身、つまり心臓にも不自然な圧力がかからないように設計されています。咬合バランスが改善されたことと、食事改善が効果を上げ、この結果を得ているのだと思います。

やや血糖値が高い、という問題も現在は安定しています。口絵写真㉓初診と㉕予後の舌の写真を比較してわかる通り、色は透明感のある美しいピンクになり、黒い舌苔も消失しています。これは糖尿病やガンに傾いていた体質が改善されたサインです。

初診から22年の今、Bさんは歯も体も良好な予後を得ていますが、なぜあれほど悪くなったのか、何がこんな良好な結果をもたらしたのか、振り返ってみます。

「初診から22年」（Bさんの手記）

まもなく74歳になる私の歯は固い物も何不自由なく噛むことができます。現在私の歯はインプラント8本、自分の歯が16本、ブリッジや歯根治療等をした歯を含めて30本の歯で成り立っています。年1回の定期健診とその都度適切な調整をすることで、お陰さまで調子良く維持できています。

私は子供の頃とても歯が丈夫でした。成人になっても褒められるほど良い歯でした。30代に入りだんだん歯が悪くなりはじめました。40代に入ると歯茎の腫れや痛みで苦しみ、そのために抜歯されることもあり、心細さで一杯でありました。次第に歯科医へ行く回数も増え、50代は歯の痛みとの戦いでした。良い歯科医を求めさ迷いましたが、一向に良くなりませんでした。42歳のときに心臓病を患い、自身の身体も心配な状態であり、歯の不調も相重なって51歳で丸橋歯科クリニックでの初診に訪れたときには健康状態が最悪だったのです。最近そのときの写真を見せて頂きましたが、舌苔に黒っぽい部分がありました。これは非常に危険な事だったと先生より説明がありとても驚きました。今思うと命にかかわる重大な状態だったのかもしれませんん。そんな事とも知らず、当時私は歯の痛みの事だけにとらわれていました。実際は全身の健康状態に危険が及んでいたかもしれません。今思うととても恐ろしいことです。

私は何とかこの苦しみから脱出しようと日々模索していました。それまで歯科医を5か所受診しましたが、結果的には悪くなるばかりで、不安と不信の気持ちでいっぱいでした。そんなときに新聞で偶然丸橋先生の著書「本当は治る防げる歯槽膿漏」に出会い、この先生なら信頼できると思い、すぐに診察予約をとりました。はるばる川崎から新幹線で高崎まで向かい、丸橋歯科クリニックの建物を目の当たりにしたときには不安と期待の入り混じった、何とも言えない気持ちでいっぱいでした。当日は右奥の歯がうずくように痛み朝食も噛めないほどで、おかゆをミキサーにかけて飲み込むように食したことを覚えています。肩コリもひどくつらい状態でした。名前を呼ばれ治療椅子に座ると丸橋先生が「どうしましたか?」と不安な気持ちでいっぱいの私に優しく声をかけて下さいました。痛い所を20～30分治療してもらうと、治療後には痛みが嘘のように消え、肩のコリも嘘のように消え楽になっていました。本当に驚きと喜びでいっぱいでした。帰りの車中ではうれしくて、うれしくてたまりませんでした。痛みから解放され、帰り道は車窓からの眺めを楽しむ余裕もできていました。その後適切な治療を受け、良い歯の会に参加することで歯に対する知識を得ることができました。良い歯の会ではなぜ良い歯の人と悪い歯の人がいるのか？　なぜ悪い歯になるのか？　良い歯になるためにはどうしたら良いのか？　食と身体と心がいかに大切か、自然治癒力を高めるためにはどうすべきか、等たくさんのことを学び、極力実行するよう努めました。その為か体調は徐々に改善し、歯も次第に良くなっていきました。30、40代を振り返ると、良い歯の会で学んだこととは全く反対の生活をしていたので、歯や体が悪くなるのは当然の結果でした。もしこの会にもっと早く出会っていれば歯も身体も痛むことがなかったのではと思われます。

欲を言えば51歳の初診時より10年早く受診していればと思うと残念でなりません。それでも51歳のとき思い切って受診して何でも噛める歯を取り戻せたことはありがたいことです。もしこのとき受診していなかったならば、歯や体は更に悪化して深刻なものになっていたかもしれません。私は来年74歳になりますが、間違いなく総入れ歯になっていたことでしょう。心臓病も深刻な事態になっていたかもしれません。

それを思うと現在良い歯でいられる私にとって丸橋先生との出会いは感謝してもし尽くせない程大きな出来事であり、すばらしい人生の出会いでした。私は丸橋先生、そして先生の教えや患者の気持ちを汲んで日々治療に専念し努力しておられる先生方、職員の皆様に心より感謝しております。

なぜこんなに悪くなったのか

なぜこんなに良い結果が得られたのかを振り返る前に、なぜこれほど悪くしてしまったのか、それをまとめてみます。ひとつは、日本人男性に多いビジネス優先の生活です。外食が多く、自分の健康に関心を向けることのない生活で、体も歯もボロボロになる、それが一般的になっています。Bさんも初診時X線（口絵写真㉖）の如く、歯を何本か失い、残存歯を支える歯槽骨も溶け、よく咬めない状態になっていました。

もう一つは、日本の歯科医療のひどい荒廃です。何軒もの歯科医院に行って、少しも良くならず、このような無惨な結果です。問題は、どの患者さんも同様な経過を辿り、同様な結果になっているということです。現在の日本の歯科医療の状況では、良い治療にめぐり会うことは極めて難しいのです。

なぜこんなに良い結果が出たか

初診時に少し会話をすれば、この患者さんは良く治るか、難しいか、すぐにピンときます。言葉と心がよく通い合う人は治りやすく、コミュニケーションが難しい人は治りにくいのです。

「心良き人は良く治る」というのが私の実感です。歯科疾患はほとんど全てが生活習慣病ですから、患者さんの理解が成立し、生活の見直しや手入れ、それに時間のかかる歯科治療にきちんと通う等ということが実行できなければ良い結果は得られないのです。患者さんと歯科医の言葉が通じ合い、信頼や協力が成立しないと、良く治らないのです。

Bさんは心臓の手術も受け、体も歯も不調で、危機感を持った状態で来院しました。それに加え、もともと知性や感性が生き生きした方だったので、すぐに心が通じ合い、協力して努力する体勢をつくることができました。食生活の見直し、ブラッシング等の手入れ、それに遠方よりの通院等、そのどれも大変なことですから、本人の心からの理解なくして実行は難しいのです。

理解を深めるために「良い歯の会」はとても役に立ちます。毎月第2土曜日の午後1時半から丸橋全人歯科3階の研修室で開かれ続けているこの健康教室に、Bさんはご夫妻で何回か出席し、健康観を育て、自分のいのちを見つめる目を深めてくれました。食や生活を見直すということは、本当の理解がなければまず実行困難です。

「食は千の知識、万の知識によっても変わらない。ひとつの発見によって、た易く変わる」と私は実感しています。発見とは、自分のいのちが求めているものを知る、ということです。

いのちを見つめる目を開く

いのちの声を聞く耳をもつ

それを心に刻んで「良い歯の会」に力を注いできました。「良い歯の会」はきっと、単なる健康教室ではないのでしょう。生き方教室といった方が良いのでしょう。

「良い歯の会」を毎月第2土曜日に開き続けて36年目です。6万5千人以上の人が参加し、賞も受けました。

この長い経験の中で、痛感していることがあります。

「健康とは、いかに人間的に生きたか、その結果にすぎない」という事実です。私たちは健康を守るために生きているのではありません。いかに人間的に生きるか、それが大切なのです。

「自分のいのちの求めに沿って、自分の目、自分固有の顔、自分の心をもって自分らしく生きる」自分の顔をもった人は健康な体と心を持っているのを見れば、それが理解できます。

幸い、Bさんは理解の深い方で、私たちと協力するという人間性もしっかりした方でした。初診時の口腔内（口絵写真㉒、㉓）に比べ、予後（口絵写真㉔、㉕）を改めて比較してみて下さい。生命力の根本から健全になったことが読みとれます。初診時のX線（口絵写真㉖）では根尖付近まで骨は溶けて消失していますから、当時抜歯しても不思議はありません。それが22年後（口絵写真㉗）のように、回復していることの方が不思議と思われてきたのです。

根本的に効いたのはBさんが深めてくれた「理解という妙薬」なのです。それを基本とし、私たちは技術を行使し、双方の力でこの結果は得られたということを知って欲しいと思います。

認識のていどに病み

認識のていどに治る

患者さんの認識のていど以上に、歯科医の技術のみで歯周病を治すことはできないのです。

あとがき

歯周病治療は全く新しい世界に入ったことを、本書を通じて知っていただければ幸いです。真の原因を突きとめ、その原因を根本的に除けば、生命が有する回復システム、つまり治癒力によって、従来は治りにくいと考えられていたタイプの歯周病も良く治るのです。急所から遠く離れたところをさするような従来法の治療では、多くの歯周病は治らず、進行するのみでした。そのことは患者さん、歯科医師双方にとって不幸なことでした。患者さんは苦しみ続け、希望を失い、歯科医師は世の信頼を失い、自信を失ったのです。

病気の急所を突けば、良く治るのは当たり前ですが、それがまだ歯科界、患者さんの双方とも、できていないのが現実です。やるべきことで最も大切なことはそれぞれ一つです。

歯科医師は、もう厚労省でも歯周病の原因は食生活等の習慣にありと認定したのですから、的はずれな従来の考え方、治療法を捨てるべきなのです。なぜそれができないのか、信じ難いところです。

患者さん側は、先入観のない澄んだ心と知性をもって、本当のことを知ろうとする態度を持たなければいけないでしょう。素直に考えれば、効果の上がらない治療法は、根本的に間違っているに決まっているのです。本当のことを知ろうとする心を持ち、本当のものにつく。それが新しい時代、新しい流れを形成し、患者さんの利益にもなることです。

本シリーズが、本当のことを知る、新しいステージをひらくために必ずお役に立てると確信しています。さらには、現場で理解を深めるために、毎月第2土曜日、午後に開かれる「良い歯の会」に出席されることを心からお勧めします。6万5千人以上の人がまさに目からウロコと言い、本来の生命感覚を蘇らせてくれた実績があります。ご期待に応えられるものと信じます。

丸橋　賢（まるはし まさる）
1944年、群馬県生まれ。
東北大学歯学部卒業。歯科医師。同学部助手を経て、1981年に「良い歯の会」活動を開始。現在、全人歯科医学研究所所長。丸橋全人歯科理事長。日本全身咬合学会会員。
著書に「ほんとうは治る防げる歯槽膿漏」「いのちを見つめて歯から治す」（以上、農文協）「退化する若者たち—歯が予言する日本人の崩壊」（PHP研究所）「癒やしの思想」（春秋社）など多数。

歯科は新しい時代に入った
全人歯科医学研究所が贈る、歯の宝石箱シリーズ①
よく治る全人的歯周病治療 – 1つの大革命 2つの大進化 –

2017年3月1日第1刷発行
著者————————丸橋　賢
企画・発行————————全人歯科医学研究所（丸橋全人歯科内）
〒370-0841　群馬県高崎市栄町２１－１
☎ 027-322-0845
発売————————一般社団法人 農山漁村文化協会
〒107-8668　東京都港区赤坂 7-6-1
☎ 03-3585-1141（営業）
☎ 03-3585-1145（編集）
FAX 03-3589-1387
URL http://www.ruralnet.or.jp/

ISBN978-4-540-17123-9〈検印廃止〉

編集製作　㈱農文協プロダクション
印刷・製本　協和オフセット印刷株式会社